# 遗体防腐指南

Yiti Fangfu Zhinan

徐 军◎著

学林出版社

GENERAL PREFACE

# 总　序

## 以专业化发展谱写新时代上海民政工作新篇章

上海市民政局党组书记、局长　朱勤皓

中国特色社会主义进入新时代。全国第十四次民政会议期间，习近平总书记对民政工作作出重要指示：民政工作关系民生、连着民心，是社会建设的兜底性、基础性工作。各级民政部门要加强党的建设，坚持改革创新，聚焦脱贫攻坚，聚焦特殊群体，聚焦群众关切，更好履行基本民生保障、基层社会治理、基本社会服务等职责。习近平总书记的指示精神，为新时代民政工作发展提供了基本遵循，要牢固树立以人民为中心思想，扎实做好社会救助、社会福利、社区治理、社会组织、社会服务等各项民政工作，不断提升人民群众的幸福感、安全感、获得感。

上海海纳百川、追求卓越、开明睿智、大气谦和。新时代上海城市发展肩负着加快建设“五个中心”、卓越全球城市和具有世界影响力的社会主义现代化国际大都市、继续当好改革开放排头兵、创新发展先行者的历史使命，民政民生工作面临着加快发展和高质量发展的现实要求。上海城市经济发达、法制健全、人均收入水平和城市文明程度较高，人民对美好生活的向往更加强烈和多元；同时，外来人口大量集聚、城市建设和管理情况复杂、户籍人口老龄化、高龄化态势明显，社区治理、养老服务等领域长期面临较大压力。特别在当前信息技术革命快速推进的新的历史条件下，上海民政部门需要以格物致知的智慧和革故鼎新的勇气，坚持自我革新，优化顶层设计，细化工作落实，以制度创新、管理创新、服务创新应对新情况、新形势、新挑战。

民政工作直接面向群众需求，具有鲜明的政治性、法治性、社会性和服务性，做好新时代的民政工作，推进民政工作专业化发展势在必行。民政工作专业化发展内涵丰富，就是要以习近平新时代中国特色社会主义思想为指导，坚持创新、协调、绿色、开放、共享的发展理念，努力推进民政民生政策更加公平，民政社会管理更加精细，民政公共服务更加广泛，在经济社会协调发展和社会治理体系与治理能力现代化进程中发挥积极作用。聚焦人才队伍和能力建设，注重专业知识和技能积累，是上海民政工作长期坚持的一个重要工作经验，也是助推新时代上海民政工作专业化发展的一个重要法宝。通过长期努力，上海民政系统涌现出一大批工作能手、业务骨干和实干专家，他们干一行、爱一行、钻一行、成一行，体现了民政工作专业化发展的精神内涵，形成了良好的工作示范。为此，我们专门组织编写“上海民政专家系列”丛书，进一步推广民政工作专业化发展的理念和经验，形成高质量的理论和实践积累。绳短不能汲深井，浅水难以负大舟。我们期望，在专家的示范引领下，能够有更多的民政人“成才、成名、成家”，不断提升新时代上海民政工作专业化发展水平，这是时代之需，更是时代机遇。我们坚信，在习近平新时代中国特色社会主义思想的指引下，民政部门将始终把人民群众对美好生活的向往作为奋斗目标，通过高标准服务、高质量服务，让更多群众共享上海改革发展的成果。

2019 年 7 月

PREFACE

# 前 言

遗体防腐是指在一定时间内采用物理、化学或者两者相结合的综合方法，防止或减缓遗体腐败、腐烂过程的进一步发展，使遗体保存在相对良好的状态，并防止可能发生的疾病传染，以便利用这段时间进行殡仪活动或遗体转运，从而对操作者和公众环境达到无危害的环保目的。遗体防腐涉及物理、化学、微生物、生命科学、死亡学、法医学、解剖学，以及外科等多学科知识，是殡葬服务中一项必不可少的服务内容，在维护社会伦理、保障公共安全和促进社会和谐中发挥着不可替代的重要作用。

上海高度重视遗体防腐工作。改革开放以来，上海遗体防腐工作取得了长足发展，在此基础上，出版了《殡葬学科丛书》和《殡葬实务丛书》，其中也涵盖了遗体防腐内容，为全国首创，大大推进了遗体防腐工作的专业化发展。本书是一本关于遗体防腐“理论”与“实操”的指南。我们将探寻遗体防腐专业技术发展背后的理论基础、潜在脉络和存在的逻辑，以及实际操作技术的由来、演变、传承和发展，希望从中洞悉专业技术发展的趋势并展现技术创新所带来的各种可能性。本书共分七个部分：遗体防腐、认识身体、认识微生物、防腐相关知识、化学防腐剂、防腐操作，以及关注与改变，从理论与实务角度对遗体防腐进行了比较详尽的描述。

防腐其实贯穿于人类生活的方方面面，无论是我们平常使用的各种材料，还是食用的生鲜水果，要延长其使用寿命或者减缓腐败时间，就要借助于防腐技术。遗体防腐也是防腐大家庭中的一员，它是一种维护死者尊严的技术，可以让亲人与逝者有时间做最后的道别。虽然多数人对其讳莫如深，但在生活中又无法避免。撰写此书，意在抛砖引玉，希望对殡葬同行或者对防腐技术感兴趣的朋友有所裨益。

文中若有不妥之处，恳请各位批评指正。

CONTENTS

# 目　录

# 第一章　遗体防腐

# 第一节　遗体防腐的现状

## 一、遗体防腐的法规基础

对许多人来讲遗体防腐是一个陌生的概念，然而，遗体防腐与公共安全的联系无法分割。20 世纪 90 年代，国外就有殡葬相关的法律出台，如美国、加拿大等就有法定条目，强制规定遗体必须 24 小时内做防腐。国内鉴于公众安全，也相继出台了《殡葬管理条例》《中华人民共和国突发事件应对法》《关于尸体运输管理的若干规定》《中华人民共和国传染病防治法》等相关法规。

## 二、遗体防腐与公共安全

遗体防腐对于殡葬行业的重要性不言而喻，是一切后续服务与其他相关操作的基础与前提，也是公共安全防护的第一道防线。然而公众对此专业的认知有限，多数公众还处在半盲区，认识与普及此专业知识成为当务之急。笔者从一个实际操作者的角度，分析遗体防腐对公共安全的重要性，并全面展示现代遗体防腐的实际操作与发展状况。

## 三、遗体防腐与环境保护

由于遗体处理的过程，牵涉操作场所，主体移动留置的小环境，清洗消毒后的水处理，设备、地面、工作界面、工具、用品的后处理，以及其常规使用的各种化学试剂，都会影响局部环境，若不有意识地提前防范，会带来直接或间接的环境危害，甚至会产生无法逆转的后果。因而，遗体防腐工作防范的重点之一，就是要保护好自己与朋友家人的健康，防护好间接接触遗体的公众安全，让大家在良好环境中学习工作生活，这也是我们职业的基本守则。

# 第二节　遗体防腐的历史简介

## 一、国外史

### （一）遗体防腐的先河

古埃及是最早实施遗体防腐技术的国家。推崇全系列神的信仰使古埃及在意识形态上追求永恒世界。

为此开了世界上第一个有主观意识地对人类遗体进行防腐的先河。遗体成为木乃伊的操作工作全由僧侣们操作完成。从公元前6000到公元600年期间，大约4亿具遗体完成了防腐处理。防腐材料就地取材，多为自然植物，如当地香料、树脂、盐类及脂肪混合物，在公元前1500年的古埃及墓中人们发现了汞的存在。当然，被制作成最考究的木乃伊，仅限法老、王室成员及贵族，这既是古埃及特有的传统，也是古埃及文明留给后世的一份特殊遗产。

### （二）人体解剖学的推动

由于缺乏科学理论的支撑，国外的遗体防腐技术发展长期步履蹒跚，直至16世纪后，解剖学的发展推动了遗体防腐技术的进步。比利时的安德雷亚斯·维萨里（Andreas Vesalius，1514—1564）应用系统解剖方法揭示了人体血液循环、呼吸系统在人生命中的重要作用，证明了人赖以生存的动力和源泉。自此，人们开始应用循环系统理论指导遗体防腐实践。

### （三）化学时代的防腐变革

自十八世纪起，遗体防腐技术由于化学专业的突破开始飞速发展。英国的解剖学家威廉·亨特（William Hunter，1718—1783）利用酒精保存和固定遗体，之后皮埃尔·迪奥尼（Pieerre Dionis）利用醋酸阻止细菌生长，从而防止遗体腐败。约翰·雅各布·里特（Ritter Johann Jacob 1714—1784）运用砒霜（针剂）做遗体的防腐。卡尔·威尔海姆·舍勒（Karl Wilhelm Sheele 1742—1786）则开始利用甘油作保存和

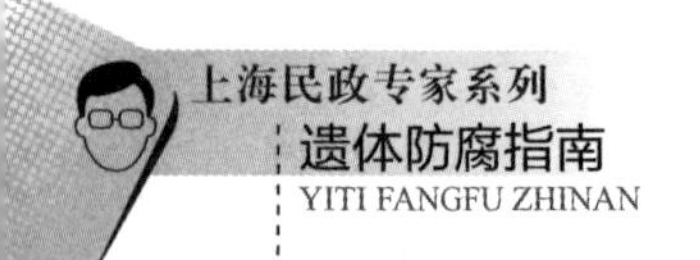


防腐。酒精、甘油、醋酸的防腐效果虽然并不十分有效，但由于它们各自的特点，仍沿用至今，在多种防腐剂配方中都有应用。

**（四）遗体防腐重要的里程碑**

甲醛防腐是在1859年由俄罗斯亚历山大布特列洛夫（1828—1886）提出，奥古斯特·威廉·冯·霍夫曼在1869年得出鉴定结论。

亚历山大·米哈伊洛维·布特列洛夫（俄语：Алекса′ндр Миха′йлович Бу′тлеров 1828—1886）是一位俄国化学家，化学结构理论的主要创立者之一，第一个将双键并入结构公式中，乌洛托品、甲醛和甲醛聚糖反应的发现者。1862年，他首先提出了碳化合物的价键可能是四面体结构的想法。

1868年，德国化学家奥古斯特·威廉·冯·霍夫曼（August Wilhelm von Hofmann 1818—1892）发明了福尔马林，刚开始应用于组织固定，后来发展到医学院遗体解剖的固定。在这以后的近两百年中，经过许多学者的努力，福尔马林的应用日益广泛。

1876年，阿根廷科尔多瓦（Cordoba）医学院的解剖主任劳·弗雷德里克（Lao Frederick）利用福尔马林在殡葬领域中保存遗体，这是一个跨时代的贡献，为遗体的保存提供可靠有效的方法，从此揭开了现代遗体防腐技术史的面纱。

**（五）战争带来的另类发展**

1861年到1865年美国内战期间，为了将部分阵亡将士遗体运回安葬，成立了委员会专门负责对遗体进行防腐处理，这也是遗体防腐技术在美国得到广泛应用的开端。

约在1898年，美国第一批殡葬学校成立。美国的防腐专业化始于19世纪中期，通过将防腐剂注入动脉的同时切开静脉达到防腐目的。此后美国集中组织了由几十位与防腐相关领域科学家组成的研究团队，投入十几亿的资金，完成了美国遗体防腐法律化、体系化、标准化，并衍生出3万多种相关防腐产品。

超低温防腐也是美国的专利。即在法定死亡后，先为大脑提供足够的氧气和血液来维持最基本脑活动；全身放入冰块中，注射抗凝血剂以防止血液凝结；后除去细胞内的水分，再替换成低温防护剂，使细胞进入“假死”状态；等温度达到零下130摄氏度，最后放入零下196摄氏度液态氮的容器内保存。

**（六）防腐的专业户**

俄罗斯防腐专家团队（1924—2011）以原苏联专家为主体，后更名为俄罗斯生物结构研究中心团队。由生物化学家鲍里斯·伊里奇·兹巴尔斯基（俄语：Борис Ильич Збарский）与解剖学系系主任米凯尔·沃罗比约夫（Миккель Воробьев）作为团队奠基人，研制出了用于遗体防腐的香脂液，其中含有的甘油可以保持组织弹性和皮肤色泽，醋酸钾液取代体液，氯化奎宁消灭微生物，经过几代人的延续与努力，先后为众多国家领导人进行防腐操作。值得一提的是，团队还可根据保存的地理环境、气候的不同及操作个体的不同，作个性化的特别设计，如根据越南潮湿的气候和蒙古干燥的气候，分别设计了不同的环境控制技术，使遗体能够在最佳环境下保存；还专门研究保存色素技术，使肤色不变淡，色素可附着表皮的作用，如黑色人种保留黑人特色，黄、白、棕色人种也可，使瞻仰者尽量看到栩栩如生逼真的形象，该团队堪称遗体保存技术领域的世界第一。

**（七）走极端的遗体防腐**

德国的人体塑化技术是把人体制作成为永久保存标本的技术。德国解剖学家冈瑟·冯·海根斯（Gunther Von Hagens）在20世纪70年代发明了标本塑化技术，能把生物组织变成塑料物质，90年代以后，他开始向大型生物组织发起挑战并获得成功，能够将人的整个器官甚至全体用这种方法塑化。在他著名的Body World展览中，甚至有大型哺乳动物整体的展示，其中包括鲸、熊、马、长颈鹿。人体塑化就是把遗体固定、脱水、脱脂、浸渗、聚合。首先保证塑化剂从里到外浸透组织，用冷丙酮浸泡组织，完全渗入取代人体中的水或脂肪，然后在真空条件下把组织浸在聚合物的单体中，还可浸在硅胶、聚乙烯、环氧树脂等中。其作用原理是，丙酮在低温真空中反应，离开生物组织，留下的空间被聚合物等单体充满，最后，在紫外线或其他催化条件作用下，聚合物交换联系硬化，使组织的形态发生固态塑化质变。

## 二、国内史

### （一）古尸概况

中国主要是通过古尸来研究古代遗体的防腐技术。出土的古尸，分布区域广泛，新疆、内蒙古、湖南、湖北、福建、江苏、浙江、安徽、四川、贵州、广西、上海等地都有；其时代分布，从原始社会、汉代到唐、宋、元、明、清历代都有；不仅数量可观，而且除冻尸外，各种防腐类型都有。

与国外的木乃伊制作不同，由于社会习俗及文化等特定原因，古代中国通常不允许对遗体进行制作，而是利用对遗体的精心保护保证其完整性，辅助以良好的墓葬条件使遗体经久不腐。总体来说就是以防止外物入侵与防止破坏为主线，从严格的专业意义上还不算是有明确目的的遗体防腐，把它划分为遗体防护较为贴切。

### （二）古代遗体防腐的发展

商周时期就出现了遗体防护的萌芽。殷商以后，更是棺椁并用，采用樟、柏、松、桐等木质，起到了芳香防虫的作用，同时，墓穴要求也有一定的深度。

中国古代应用汞（水银）防止遗体腐败的记载很早，秦始皇与汞的关系就较为密切。由于汞与水一样是液体，又像银一样闪亮，据载秦始皇的陵墓中就以汞为水，流动在他统治的地下王国中。汞当时被认为可以延长生命，有治疗骨折、保持健康的作用，秦始皇就是死于服用炼金术士配制的汞和玉石粉末的混合物，该物质直接导致了肝衰竭、汞中毒和脑损害，当然当时的本意是为了让秦始皇获得永生。

秦汉以后的统治者对防腐更为讲究，不但非常注重棺、椁的层次、厚薄及皮革漆合等，而且对墓穴的深浅、填充的内容也有严格要求，同时更加强调芳香药物的应用，以及对遗体的沐浴、衣着、被裹等的一系列处理。这些措施的综合应用，使得秦汉以来有不少遗体保留至今依旧不腐，栩栩如生。

### （三）古代中国遗体处理方法

#### 1. 卤酒沐浴

我国历来的丧葬制度很讲究，人死后的沐浴，特别是封建贵族死后的沐浴，是用酒和香汤进行的。用酒沐浴自然对防腐有着重要的意义，对防止遗体自溶也有一定价值。

#### 2. 降温

遗体沐浴后，为了停尸供人瞻仰，在停尸床下置冰盆以寒尸。这说明我国古代很早就了解降温措施对延迟遗体腐败的重要作用。

#### 3. 缠裹

死后的穿戴和严密包裹，能保存肌肤的洁净，防止昆虫侵入遗体口鼻，对于隔绝空气，防止肌肤的腐败，也有着一定的作用。

#### 4. 熏香

古人以香料药物殉葬绝不只是图其气味香窜，而是由于积累了利用香料药物防虫、去臭、祛湿的丰富经验，才在潜移默化中将其作为防止遗体腐败、霉烂所采用的措施。

#### 5. 棺椁

在春秋战国到秦汉时期，特别在统治阶级中，椁棺越做越大，木板越用越厚，并要求木质有气味芳香、防蛀性能，多采用质坚的桐、柏、松、杉、樟等，而且层次很多，再加上厚而精良的油漆，密封不朽。因此只要棺椁不朽，遗体就处于密封状态中，造成一个缺氧的环境，不利于需氧细菌的繁殖，使遗体有可能不腐。

#### 6. 墓穴

墓穴的深浅、椁围的填充物、夯土是否坚实致密等，也是能否防止遗体腐败的重要因素。墓深并不是遗体不腐的决定因素，但却是实现棺内恒温、恒湿的前提条件，深埋还可以基本隔绝空气，减少因此而产生的不利的物理、化学、生物等因素。在保存较好的宋代、明代的墓穴中，棺椁之外，通常浇灌由糯米、石灰、明矾组成的三合土，或者是糯米汁拌砂子（或细碎石）和石灰，称为浇浆墓。浇浆的厚度一般在20—30厘米，因此至今坚如水泥，其致密程度甚至比水泥更甚。有时古人还在墓室壁与墓具之间再灌注一层厚为数厘米到十余厘米的蜡和松香的混合物。而填土经过紧密夯打，也能达到阻断墓室与外界通透性的目的，从而达到保护遗体的目的。

7. 其他方法

由于我国地域广阔与民族多样，在不同的生活习俗和宗教信仰的影响下形成了不同的遗体防护方法，大多是因地制宜。例如最接近现代的防腐做法——藏族的肉身防腐术，是用藏红花、麝香、檀香等名贵香料和盐巴浸泡的香水，对遗体内外反复擦洗，然后缠裹上绸缎并定期进行更换，以迅速有效地吸出体内水分；还有一种是先取出内脏，把遗体安置在木箱内，再在腹腔及其遗体周围填满炒熟的盐巴和各种香料，一直埋到头顶，便于吸出水分，用盐水、香料和黄土和成泥巴，涂在遗体内外并反复进行更换，直至水分被吸出，盐分浸入体内。此外，佛教的套缸、坐化等防护与上述方法也有异曲同工之处，通过禁食、固型、中药、石灰、干草、密封等方法达到目的。

**（四）现代遗体防腐技术发展轨迹**

2006年，民政部与101研究所联合设立遗体防腐国家专业标准和专业遗体防腐师培训教程。殡葬行业遗体防腐的国家标准系建立在上海地方性遗体防腐技术与标准的基础之上，把遗体防腐师定义为用防腐剂及防腐器械对遗体进行防腐、保存的人员，参照的是欧美遗体防腐技术体系。

由于遗体防腐研究具有地域性、神秘性与抗压性等特点，20世纪80年代以前，从业人员都采用以师带徒、口口相传的传技模式。1985年，在上海举办的全国从业人员专业培训班是有资料、有教材并汇集聘请了相关专业专家的一次大集结，专家集中授课、现场演示，国内从业人员交流经验体会，这是我国遗体防腐领域培训时间最长，系统性、针对性最详实的开局，为全国的防腐技术发展打下扎实基础。1995年，国内开始有专职的学校专门教授遗体防腐，如长沙民政职业技术学院、北京社会管理职业学院、重庆城市管理职业学院、武汉民族职业学院、福建民政学校等，各大院校也编制了配套的专业教材。2000 年 5 月，上海遗体防腐研究所成立，引入外科、解剖、化学的相关综合知识，并推动了研制、操作、使用、改进的一体化进程，还让同行第一次有机会接触美国、西班牙、日本等国的遗体防腐技术与相关防腐产品。2002 年，上海市殡葬服务中心通过层层选拔，挑选了 14 位专业技术操作人员组队走出国门，到加拿大玫瑰山学院，学习相关知识，了解国外最前沿系统化专业的脉络，为以后国内的遗体防腐发展，逐步与国际接轨，储备梯队与中坚力量。

## 三、实际操作者对于遗体防腐的理解

遗体防腐是以人体为操作对象的技术，所以从业者必须对人体结构有深入的了解。从业者面对的是无生命体征的人体，防腐师的工作就是让人体尽可能地保持原态。

防腐师每天都要和另一个世界的“他们”打交道，“他们”有老有小，每一位都崭新而陌生，而且“他们”又是如此的善变，每时每刻都在变化，我们只能不停跟随，给予及时地关注与呵护。

当然要成为一位实际防腐操作者，就必须要做到有效地控制自己的身体反应和情感反应，克服心理的恐惧感以及遵循行业的操守与专业的坚持。

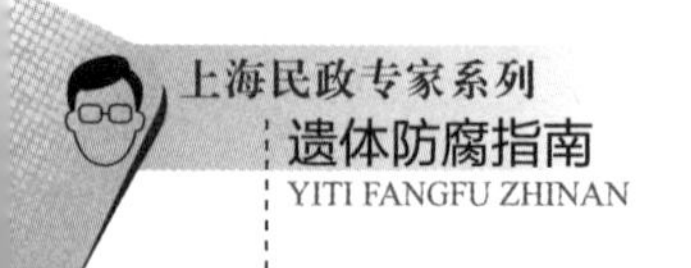


# 第三节　死亡的界定与心理克服

## 一、死亡的概念

生与死的概念之间需要划出精确的界限。

对死亡的理论定义有许多派别，如有人提出“濒死四阶段”理论：第一阶段是脑波混乱期，若濒死者从此阶段存活，可能有一生回顾与负面的濒死经验。第二阶段是脑波微弱期，若从此阶段存活，可能没有任何记忆，大多数濒死存活者属于此类。第三阶段是脑波激增期，大脑开动其全部“防御机制”，大量分泌神经传递素，这些神经传递素又会释放出无数影像和感觉信息，造成正面的濒死经验。第四阶段是脑波停止期，进入此阶段可判断死亡。也有人将死亡定义为心脏停止跳动或者呼吸停止，但是心肺复苏和心脏除颤的发展表明，这个定义是不够的，因为呼吸和心跳有时候可以恢复。

医疗机构目前定义的是心、肺、脑都停止工作，借助于维护生命仪器的具体数据来判定。接收方殡葬部门（殡仪馆）验收复检是通过呼吸与心跳脉搏和瞳孔来判断死亡。

医疗与公安部门出具对死亡的书面认定凭证。医疗卫生机构出具《居民死亡医学证明书》或《居民死亡推断书》，公安、司法部门出具《居民死亡确认书》，以及公安派出机构出具《死亡殡葬证》，这些对于此行业操作者至关重要，民政殡葬部门最后出具《火化证明》。

疑难案例：如医疗机构或公安部门已开具了《死亡医学证明》或《死亡证明》，医院或其他单位移运遗体到殡葬部门（殡仪馆），经过路程颠簸，在到达验收复检防腐操作岗位场所时，发现有微弱心跳呼吸如何处理？如果不处理是否要负法律责任？

## 二、法定死亡

依据《中华人民共和国民法》，人之死亡，可分为自然死亡，以及法律上的死亡宣告。自然死亡，即何时才能认为是生命终结，认定上有许多不同观点，目前以心跳停止，或脑死，判定为死亡之时。所谓死亡宣告，是指自然人失踪达到一定期间，为免法律关系悬而未决，在法律上设立死亡宣告制度。

## 三、法定遗体（尸体）

遗体是失去生命的人体，构不成继承法上的遗产关系，继承法所规定的只是财产关系。

尸体受法律保护范围如下。

尸体作为丧失生命的人体物质形态，其本质在民法上表现为身体权客体，在权利主体死亡后法律对其进行保护，是保护身体权的延续利益。民法对人死后的人格利益给予保护，尸体所包含的人格利益也不例外，因此，尸体本身是受法律规制保护的。最高人民法院《关于确定民事侵权精神损害赔偿责任若干问题的解释》第三条规定，自然人死亡后，其近亲属因下列侵权行为遭受精神痛苦，向人民法院起诉请求赔偿精神损害的，人民法院应当依法予以受理：

第一，以侮辱、诽谤、贬损、丑化或者违反社会公共利益、社会公德的其他方式，侵害死者姓名、肖像、名誉、荣誉；

第二，非法披露、利用死者隐私，或者以违反社会公共利益、社会公德的其他方式侵害死者隐私；

第三，非法利用、损害遗体、遗骨，或者以违反社会公共利益、社会公德的其他方式侵害遗体、遗骨。

由此可见，非法侵害死者的遗体，其近亲属可以请求精神损害赔偿。

## 四、尸体的处分权主体

### （一）自然人

尸体是人身体的死后延伸，对尸体的保护是对人身体权保护的延伸。死者生前可以通过遗嘱的形式基于自己的人身享有对自己尸体的处分权，并由其亲属或遗嘱执行人来实现。

在死者生前没有处分意思表示的情况下，其尸体的处分权归属于死者的亲属，这种处分权的行使必然要受到法律和公序良俗的限制。亲属对尸体享有管理、保护和埋葬等权利；享有捐献尸体及尸体的部分器官、组织以及收取相应补偿款的权利；当死者尸体受到侵害时，享有防止侵害、排除妨碍、赔偿损失的请求权。任何人均不能在不通知亲属的情况下擅自将尸体进行利用或火化，否则即伤害了亲属对于死者的感情，也侵害了亲属依法享有的对于死者尸体拥有的相应权利。

**（二）无主尸体**

无主尸体是指姓名不详、身份不明的尸体，或者无人认领的尸体。

（1）记录好无主尸体来源，报告公安局。对于死因不明确的或牵扯交通事故等原因的尸体，公安局会派法医拍照、记录尸体情况并登报通知认领。两个月后无人认领尸体，可以通知火化（火化通知书必须由公安局开具）。

（2）规范无主尸体的处理程序，明确无人认领尸体的丧葬费等由民政或者公安等部门承担。

（3）无人认领的尸体由发现地公安机关负责拍照、登记、收集遗物、留存指纹，出具《死亡证明》，然后通知殡仪馆接运尸体。医院内出现的无人认领尸体，由医院开具《死亡医学证明书》，公安机关检验，再由殡仪馆接运尸体。

此外，在实际操作中，无人认领尸体自发现之日起往往由民政部门通过报纸或网络向社会告知，仍无人认领的，先由公安部门确认，然后由殡仪馆对尸体进行火化。公告期间，尸体由殡仪馆保存。对可能查清姓名、身份的尸体，公安机关应调查核实并通知家属到殡仪馆认领尸体。无人认领尸体火化后，骨灰保留 3 年。期满无人认领的，骨灰由殡仪馆按规定处理。

## 五、遗体称谓的出现与俗称

古代即有“遗体”一词，一指旧谓子女的身体为父母所生，因称子女的身体为父母的“遗体”。也指所尊敬的人的尸体。唐代李商隐《为王侍御瓘谢宣吊并赙赠表》："降悯恻于上公，厚赙礼于遗体。"或指以前遗留下来的形体、式样。南朝梁国刘勰《文心雕龙·练字》："《仓颉》者，李斯之所辑，而鸟籀之遗体也。"此外，对遗体的表述，也有作"遗躰"。《礼记·祭义》："身也者，父母之遗体也。"《大戴礼记·曾子大孝》："身者，亲之遗躰也。"

现代称谓为遗体，一般而言用于尊重死者人格的场合，用于书面较多，包含的是文化的概念。

## 六、人为什么害怕遗体与死亡

### （一）生物的本能

看到同类或异类的尸体心生惧意，想尽量回避远离，这是所有生物的本能，因为在自然界，尸体代表潜在的疾病、瘟疫、腐败等威胁，稍有不慎，就会波及自身和种群的生命。

### （二）对于未知的恐惧

没有一个活着的人能够真实、全过程地实际体验到死亡，也没有一个人可以预知什么时候、什么情况下发生死亡，死亡的真实感受如何，尸体内是否还有灵魂，因而，当人们看到人类尸体的时候，不自觉地会产生各种联想，让自己产生焦虑、恐惧。

认知心理学也阐述了未知事物的不确定性导致恐惧的原因，恐惧情绪对人的生存起着适应性作用，有积极的自我保护意义。如人对蛇有恐惧，是因为怕有毒，会威胁到生命。这种"恐惧"情绪促使人类逃离并进行防护，从而帮助我们避开危险。而看到动物尸体时没有产生看到同类尸体时的恐惧，是因为动物尸体不会让人产生各种负面联想，这是人类对于人与动物不同的认知所导致的。

### （三）例外

但也有些尸体并不会让我们觉得恐惧：

（1）对自己尤其是朝夕相处的亲友，我们并不忌讳，送其远行时，会守灵柩三日，进行遗体告别等。

（2）一些人通过后天适应可以缓解，特定行业：如刑警法医、遗体专业工作者，就是让心理与精神状态变得麻木并调整到适应程度，但个体适应时间有长短不同。

## 七、如何让专业人员对死亡的恐惧逐步消失

罗斯福说："在人的一生中，没有什么可值得害怕的，唯一值得害怕的，只是害怕本身。"

用科学的方法，可以消除对于人类遗体的恐惧，但是对于死亡本身的恐惧却只能是克服，无法消除，具体方法有：

### （一）心理暗示

通过反复看电脑中实际操作案例图像与各种尸体图片，并由教师反复暗示：这很平常，作为专业人员不应该怕这些，你是阴阳交汇处的善事人，是游走在中间灰色地带的引路人等。

### （二）树立信念

遗体防腐职业教育的重点就是要树立唯物主义观，无论多么奇怪的感官现象，从业者首先想到应该是这很正常，首先考虑的不应该是害怕，而是怎样为逝者服务。

### （三）胆量训练

胆量历练可分为四阶段，第一阶段：逐步减少一起工作的人数，从多人到四人，再到两人，直至单独。第二阶段是接触的遗体数量逐步增多，一具、二具、四具直至更多。第三阶段是在一天的不同时间段接触，早上、上午、中午、下午、傍晚直至深夜。最后一阶段是，夜间一人值班，配备手电一只，其间关灯断电，在停尸房中寻找、拿取、交付预先放置在其中一具遗体（左或右）手旁的特定物件，如金属镊钳等。综上，实际上就是跨过心理恐惧的实操关隘，但也有少数人是永远过不了关的。

## 八、死亡教育

### （一）死亡教育的定义、重要性及目标

"死亡学"一词，首先是由生于俄国的科学家艾列梅奇尼可夫在

1903 年提出。他在《人类的本质》一书中指出，以科学的精神及方法研究“死亡学”及“老人学”，可以减少人类承受痛苦的过程，并可改善人类生活。至 1912 年，美国医学家罗威·柏克教授在医学协会的期刊中撰文，认为“死亡学”主要研究“死亡的本质及原因”。

现在“死亡学”公认的定义是：死亡学涉及人自出生到死亡所面临的各种和死亡或濒死有关的问题、态度与情绪方面的处理等，是一跨学科的综合学问，包括法学、医学、哲学、社会学、文化人类学、心理学、精神医学、教育学等相关领域。以死亡学的理论为指导，帮助人们了解死亡、了解生命的教育过程就是死亡教育。死亡教育可以说是“全人教育”“生命教育”，其重要性在于帮助人们获得面对与处理自己及他人的死亡与濒死时的各方面的准备，其目标在于：活得有意义、死得有尊严、有价值。

**（二）死亡教育定义的多面性**

依库里斯开克认为，死亡教育是指帮助个人意识到死亡在生命中所扮演的角色，并提供相应合理的课程设置以协助学生检视死亡的真实性，并将之统整于生命中的教育过程。

摩根认为死亡教育不仅关系到死亡本身的问题，而且还涉及人对自己及对生存于其中的大自然及宇宙的感情。死亡教育必须和我们的价值观念、与他人的关系及建构世界的方式相结合，可以加深我们的生命质量以及人际关系的品质。

沃斯等人则认为狭义的死亡教育主要是指以教导死亡这个课题为主题的正式教学或教学团体为主体的、包含有教学目标、课程内容、教学方法以及教学评价的教育建制和完整的教育实施过程。另外，广义的死亡教育除了正式教学之外，也涵盖着非正式的、偶发的、自然的、定期与不定期的和非直接的与死亡相关的教学。

综上所述，死亡教育就是指以死亡为主题，探究死亡、濒死与生命的关系，帮助个人了解死亡、把握生命意义，正视死亡的真实性及其在人生当中所扮演的角色与重要性，从而使人改变自己的想法、感受、价值观乃至行为模式。其目的在于帮助人们以庄严和平静的态度面对死亡，并且做好死亡的准备；其实施过程应是具有目标性的正式或非正式的与死亡相关的教育活动；其意义在于使人们掌握健康而积极的生命观，从而创造积极而有意义的人生。

**（三）死亡教育的重要性**

希腊哲学家塞尼卡曾说："生命历程中，人必须不断学习如何生活，更令人意外的是，整个人生历程中，人也必须不断学习死亡。"学习生存和学习死亡其实是紧密相连的。通过认识死亡，我们去思考存在，认识生命的意义，而接受死亡会让我们更好地承担生命的责任。生命离不开死亡，死亡让我们记住生命的有限，意识到时间的有限，促使我们好好珍惜现在，进而改变人生观，学习生活一定要真实地面对死亡。

然而随着时代的变迁、生活方式的改变，死亡却越来越远离人们的家庭生活，而多是在医院等专业机构中发生。数百年来，临死和死亡是家庭成员和朋友共享的体验，临死者在最后一刻总有许多亲人，包括孩子围着他。而在如今科技文化急剧进步的社会中，死亡已非往昔那样是在家庭生活中自然地经历，而多数是在医院利用医药科技处理，被排斥在家庭之外。今天许多成年人和绝大多数的儿童都不再有亲密接触死亡的体验。

艾迪与阿莱斯在其合著的《死亡教育》一书中，综合各学者之说法，提出死亡教育的重要性如下：帮助人们面对自己的死亡，个人可以使用有效的问题解决技术与处理方式，来摆脱内在的冲突与对死亡的恐惧。对于死亡的恐惧是许多人共有的心理，这除了进化的原因之外（对死亡的恐惧可以增强生物的避难意识），更是由文化积习造成的。就生活在中国文化传统中的个人而言，之所以会害怕死亡，其原因主要可以概括为几项：第一，未知的恐惧，中国传统文化中有许多的传说和禁忌，人们弄不清死亡到底是什么，死亡的世界是什么样的，甚至认为连自己的亲人死后也可能变成厉鬼害人，人们对死亡自然是非常恐惧的。第二，失落及分离的恐惧，面对死亡会让人感到失落，即将要割舍掉人间拥有的一切，对于死亡自然会更加恐惧。第三，对死亡的形貌及死亡过程的恐惧，未了心愿的遗憾及对人生过程的悔恨，来不及补救之恐惧。因为人们不做死亡的准备，不事先立遗嘱，一旦死亡发生则发现许多未了心愿的遗憾已来不及弥补了。

减缓对死亡恐惧的方式有以下几种：

第一，虽然在音乐、艺术、文学、媒体报道中经常有对死亡的描写、想象，但多数成人对死亡却噤口不言，在这样的情况下，更需要通过死亡教育使大众正视死亡，以较健康、正常的观点来从死论生，了解有关的术语、知识。

第二，帮助人们正视死亡，使他们能为自己的死亡做好准备。准备分为物质准备和精神准备。物质准备包括预先立下遗嘱、宣告自己将来希望选择什么样的丧葬仪式、遗体要如何处理等，如患重病者是否希望仍继续用医药方式“延长”生命。平时做好这些准备，死亡不幸来临时，家人也不至于慌乱。关于精神准备，发展心理学家爱立克森认为，人成长发展的最后一个阶段即为统整，若一个人即将死亡时，回头一看，感到过去生命毫无意义，肯定会感到一片混乱与失望，这是人生最大的悲剧。因此，对死亡的精神准备，就是要对生命进行重新评价与统整，以使其对一生感到心满意足。

第三，专业或非专业的看护者（包括家属）能够为临终病人及居丧者提供合适有效的情绪支持。

第四，保持健康的生活方式，经常思考生存的价值与意义、提升生命的品质，为生命做最有价值、最有意义的思索与规划。正如哲学家康登所言：探索死亡，人将会认真地检视对生命的义务。

**（四）死亡教育的目标**

莱维坦及吉布森认为死亡教育的目标主要有五项：①了解有关死亡及濒死等方面的基本事实。②使个人能获得有关医学及葬仪等方面的知识及讯息。③帮助个人澄清社会上及伦理上的一些有关与死亡的问题。④使人能坦然面对重要他人以及自己的死亡，进而能有效地处理这些死亡事件。⑤透过审视个人的价值及先后缓急的人生目标，以增进生活的品质并提升生命的意义。

望所有人都能尊爱生命，更能豁达坦然地面对死亡！

# 第二章　认识身体

# 第一节 人体的划分与方位

遗体是一个无生命活动的整体，其不同的部位有着特定的名称。为方便描述与操作，结合防腐操作面的特殊性，通常是以平躺的体位为标准体位，当然也包括侧位与反位的操作，这与实际操作使用时制定的各种预定防腐方案、具体操作方法，息息相关。

了解遗体常用方位的术语是为了便于在学习操作过程中，能及时、快速、准确地寻找到人体各部位的特定位置以及满足相关连接部位之间相互作用变化的操作需求。

## 一、人体粗线条划分

体位明确了身体各部位的划分，具体如下：

大位划分：头、颈、躯干、四肢。

大方位划定：头、颈、胸、背、脊柱、上肢、下肢。

上肢分部：肩、上臂、前臂、手。

下肢分部：臀、大腿、小腿、足。

标准体位：规定头正闭眼，身体平躺，两脚跟靠拢，足尖向前，上肢自然下垂于躯干两侧，手掌向前，为标准姿势。

## 二、方位术语

方位术语是为了标明人体的形态、位置以及相互之间的关系，避免产生误解，具体如下：

上——接近头部称为上；

下——接近足底称为下；

前——接近腹侧的称为前；

后——接近背侧的称为后；

内侧——接近身体正中线[①]的称为内侧；

外侧——远离身体正中线的称为外侧；

近侧——接近肢体根部[②]的称为近侧；

远侧——远离肢体根部的称为远侧；

尺侧[③]——前臂的内侧称为尺侧；

桡侧——前臂的外侧称为桡侧；

胫侧——小腿的内侧称为胫侧；

腓侧——小腿的外侧称为腓侧；

浅——接近皮肤表面[④]的称为浅；

深——远离皮肤表面的称为深。

以上术语可参见医用解剖学相关术语。关于防腐专业操作牵涉的其他不常用人体部位，会在实际遗体防腐操作篇幅中做进一步延伸细化的叙述。

---

① 人体中线作为基准。

② 肢体根部就是指靠近躯干和躯干相连的部位。
例：上肢即手臂的根部就是手臂靠近肩膀的部位，而腿的根部就是指大腿根部，其他部位同理。

③ 尺侧，桡侧，胫侧，腓侧是按照骨性标记区分。

④ 以表皮为基准。

# 第二节 皮肤系统

按人体从外到内的分层顺序，皮肤与毛发首当其冲，它们覆盖在人体的最外围，相对密封与完整，也是最终防腐成型后外观可显现的终极表现形式。

## 一、皮肤简介

皮肤覆盖全身，是人体最大的器官，总重约占体重的5%—15%，总面积约为1.5—2.0 $m^2$，厚度因人或部位而异，平均为0.5—4.0 mm，最厚的皮肤在足底部4 mm，最薄的地方是眼睑2.5 mm。

皮肤原有功能是使体内各种组织和器官免受物理性、机械性、化学性和病原微生物性侵袭。皮肤作为外在保护屏障存在，一方面防止体内水分、电解质和其他物质的丢失，另一方面阻止外界有害物质的侵入，保持人体内环境的稳定，在生理上起着重要的保护功能。皮肤也参与人体的代谢过程。

遗体皮肤外在有几种基本颜色表现形式，白、黄、红、棕、黑色等，主要因人种、年龄及受压部位不同而异。以黄种人头面部为例，以上五色都有不停转换的可能。在实际操作中，遇见较多的还是不均匀多色块和阴阳面多色块，色差较大的情况居多。

皮肤为外在防护层，具有面积宽广、厚薄各异、色彩斑斓的特点。基于皮肤的完整性与保湿性以及善于变色的特性，皮肤是需要特别关注的焦点。了解了皮肤的生理构造，就可基本知晓要解决皮肤防腐的关键所在。

## 二、皮肤的分层

皮肤是由三栋小高层叠加组成的，即由表皮、真皮和皮下组织构成主体框架，内部含有附属器官（汗腺、皮脂腺、指甲、趾甲）以及血管、淋巴管、神经和肌肉等配套系统。了解各主体的结构内涵、物质构成，可以对于皮肤腐败的原理有一定的认知；了解各主体之间的厚度，可避免表皮脱落等行业大忌的发生；了解各主体与毛细血管的关联，也为从内部带动外部的综合防腐操作打好基础。

**（一）表皮**

表皮是皮肤最外部、流动性最大的主体层，无毛细血管参与，平均厚度为0.2 mm，根据细胞的不同发展阶段和形态特点，由外向内可分为5层。

（1）角质层：由数层角化细胞组成，能抵抗摩擦，防止体液外渗和化学物质内侵，细胞无细胞核，含有角蛋白。角蛋白吸水力较强，一般含水量不低于10%，以维持皮肤的柔润，如低于此值，皮肤则干燥，出现鳞屑或皲裂。由于部位不同，角质层厚度差异甚大，如眼睑、包皮、额部、腹部、肘窝等部位较薄，手掌、足底部位最厚。

（2）透明层：由2—3层核已消失的扁平透明细胞组成，含有角母蛋白，能防止水分、电解质和化学物质的透过，故又称屏障带。此层于手掌、足底部位最明显。

（3）颗粒层：由2—4层扁平梭形细胞组成，含有大量嗜碱性透明角质颗粒。颗粒层扁平梭形细胞层数增多时，称为粒层肥厚，并常伴有角化过度；颗粒层消失，常伴有角化不全。

（4）棘细胞层：由4—8层多角形的棘细胞组成，由下向上渐趋扁平，细胞间借桥粒互相连接，形成所谓细胞间桥。

（5）基底层：由一层排列呈栅状的圆柱细胞组成。此层细胞不断分裂（经常有3%—5%的细胞进行分裂），逐渐向外推移、角化、变形，形成表皮其他各层，最后角化脱落。基底细胞分裂后至脱落的时间，一般为28日，称为更替时间，其中自基底细胞分裂后到颗粒层最上层为14日，形成角质层到最后脱落为14日。基底细胞间夹杂一种黑色素细胞（又称树枝状细胞），占整个基底细胞的4%—10%，能产生黑色素（色素颗粒），决定着皮肤颜色的深浅。

**（二）真皮**

真皮为中间主体层，由纤维、基质和细胞构成。接近于表皮之真皮乳头称为乳头层，又称真皮浅层，其深面称为网状层，又称真皮深层，两者无严格界限。

（1）纤维：有胶原纤维、弹力纤维和网状纤维三种。

① 胶原纤维：为真皮的主要成分，约占95%，集合组成束状。在乳头层，纤维束较细，排列紧密，走行方向不一，亦不互相交织。在网状层，纤维束较粗，排列较疏松，交织成网状，与皮肤表面平行者较多。由于纤维束呈螺旋状，故有一定伸缩性。

② 弹力纤维：在网状层深部较多，多盘绕在胶原纤维束下及皮肤附属器官周围。除赋予皮肤弹性外，也构成皮肤及其附属器官的支架。

③ 网状纤维：被认为是未成熟的胶原纤维，它环绕于皮肤附属器官及血管周围。

（2）基质：是一种无定形的、均匀的胶样物质，充塞于纤维束间及细胞间，为皮肤各种成分提供物质支持，并为物质代谢提供场所。

（3）细胞：主要有以下三种。

① 成纤维细胞：能产生胶原纤维、弹力纤维和基质。

② 组织细胞：是网状内皮系统的一个组成部分，具有吞噬微生物、代谢产物、色素颗粒和异物的能力，起着有效的清除作用。

③ 肥大细胞：存在于真皮和皮下组织中，以真皮乳头层为最多。其胞浆内的颗粒，能贮存和释放组织胺及肝素等。

### （三）皮下组织

最后的深层主体层为皮下组织，在真皮层的深面，由疏松结缔组织和脂肪小叶组成，其下紧临肌膜。皮下组织的厚薄依年龄、性别、部位及营养状态而异，有防止散热、储备能量和抵御外来机械性冲击的功能。

## 三、其他附属配套器官

### （一）汗腺

（1）小汗腺：即一般所说的汗腺。位于皮下组织的真皮网状层。除唇部、龟头、包皮内面和阴蒂外，分布全身，而以手掌、足底、腋窝、腹股沟等处较多。汗腺可以分泌汗液，调节体温。

（2）大汗腺：主要位于腋窝、乳晕、脐窝、肛周和外生殖器等部位，青春期后分泌旺盛，其分泌物经细菌分解后产生特殊臭味，是臭汗症的原因之一。

### （二）皮脂腺

位于真皮内，靠近毛囊。除手掌、足底外，分布全身，以头皮、面部、胸部、肩胛间和阴阜等处较多。唇部、乳头、龟头、小阴唇等处的皮脂腺直接开口于皮肤表面，其余开口于毛囊上三分之一处。皮脂腺可以分泌皮脂，润滑皮肤和毛发，防止皮肤干燥。

### （三）血管

动脉进入皮下组织后分支，浅行至皮下组织与真皮交界处形成深部血管网，营养毛乳头、汗腺、神经和肌肉。

### （四）淋巴管

起于真皮乳头层内的毛细淋巴管盲端，沿血管走行，在浅部和深部血管网处形成淋巴管网，逐渐汇合成较粗的淋巴管，流入所属的淋巴结。淋巴管是辅助循环系统，可阻止微生物和异物的入侵。

## 四、皮肤褶皱与毛发

人体原有的皮肤褶皱与毛发，具有保护、保持和调节体温的作用，而防腐操作时对于皮肤褶皱、毛发的利用，正是利用它原有的覆盖功能与可以隐藏防腐注射点的作用。

### （一）人体皮肤皱纹分类与形成

（1）体位性皱纹（固有性皱纹）：人出生时即已存在，正常生理现象，而非皮肤老化的表现。人体凡是运动幅度较大的部位都有宽松的皮肤，以适应肢体完成各种生理运动。这些充裕的皮肤在处于松弛状态时，即自然形成宽窄、长短和深浅不等的皱纹线；当皮肤被拉紧时，皱纹线随即消失；当体位发生改变时，皱纹线出现的部位亦发生改变。这种随体位的不同而出现的皮肤皱纹线称为体位性皱纹线。体位性皱纹常出现在关节附近，随关节的屈伸状态的不同（及体位的不同），皱纹出现的侧别（前、后、内侧、外侧）和程度亦不相同，但皱纹总是出现在皮肤松弛的一侧。颈部、肘部和膝部的横向弧形皱纹线，生来有之，与皮下脂肪堆积有关。但当人们进入壮年之后，随着年龄的不断增加和全身生理功能的逐渐降低，皮肤弹性亦逐渐减退，致使原来的体位性皱纹线逐渐加深和增多，纹间皮肤出现松垂。

体位性皱纹主要出现在颈部，正常人一出生就可在其颈部见到多条横向皱纹，这些皱纹不一定代表老化。但随着年龄的增长和颈阔肌长期收缩，横纹之间的皮肤松弛，横纹也会变深，从而成为颈部老化的象征。

（2）动力性皱纹：此类皱纹是肌肉收缩的结果，一旦出现，即使肌肉不活动，也不会消失，出现的部位、时间与数目因个人动作和习惯不尽相同。

（3）重力性皱纹：多发在人过中年，一些部位常不知不觉地出现一些皱纹。这类皱纹主要是由于皮下组织、肌肉与骨骼萎缩后，纤维层断裂，皮肤变松弛，加之重力的作用而逐渐产生的，故多发生在骨骼外部比较突出的部位。

### （二）毛发

毛发是皮肤的附属物，与皮脂腺、汗腺、指甲同理，由角化表皮细胞变化而来。

#### 1. 毛发的组成与生长

毛发由毛根和毛干组成，露出皮肤以外的部分叫毛干，埋于皮肤内的部分是毛根。毛根外包裹着由上皮细胞及其周围结缔组织所构成的毛囊。毛根与毛囊的末端膨大成毛球，它是毛发的生长基点，突入毛球底部的部分称为毛乳头。毛乳头含丰富的血管和神经，以维持毛发的营养和生成，如发生萎缩，则毛发脱落。毛发呈周期性的生长与休止，但全部毛发并不处在同一生长周期，故人体的头发是随时脱落和生长的。不同类型毛发的生长周期长短不一。头发的生长期约为 5—7 年；接着进入退行期，约为 2—4 周；再进入休止期，约为数个月；最后毛发脱落，再过渡到新的生长期，长出新发。

2. 发中物质与发色形成

人头发中有 29 种物质，如角蛋白、锌、镉、铁、铅、镁、铜、维生素 A、维生素 $B_2$、维生素 $B_6$、维生素 $B_3$、维生素 $H_3$、氨基苯甲酸、钼、铅、锰、铜、硒、碘等，物质比例多少因人而异，所以头发就像人的指纹一样有唯一识别的功能。

毛发的颜色决定于毛干内角质细胞所含黑色素量的多少，黑色素颗粒多呈黑色，少时呈棕黑色或棕黄色，黑色素颗粒很少时呈灰色，完全缺乏就呈白色。

3. 人体毛发分类

人体毛发分为长发、短发和毳毛三种。

长毛为头发（最粗且长，断面呈圆形）、胡须、阴毛（呈波浪状或蜷缩，断面呈椭圆形）和腋毛。

短毛为眉毛（断面似纺锤状）、睫毛、鼻毛和外耳道短毛。

毳毛俗称（汗毛、寒毛、毫毛），分布于面部、颈部、躯干和四肢等处，毳毛最细。

人体除手掌、足底、唇红、乳头和阴茎头等外，几乎都有毛发生长。人体各部位的毛发粗细和形状各不相同，一根 0.05 mm 直径的头发能承受 100 g 拉力，超过同样直径的钢丝。

毛发的抗腐蚀性能极佳，留存百年的毛发，其性能仍保持不变，对于防腐的作用不大，就不做进一步的详解了。

# 第三节　运动系统

学习人体运动系统，重点在于学习人体的体表标志，包括骨性标志、关节标志、肌肉标志、肌腱标志、韧带标志，同时需将他们一一对应人体表皮的具体部位。为在实际防腐操作中选定进针与开刀手术位置的定点，让首选位置的确定、定点尽显从容，本节还会根据它们之间的相互关系，再进行点线面的划分计算，进一步精确进入位置，在后续的防腐操作中将起到无法替代的作用。

运动系统包括骨骼、关节和肌肉。

## 一、骨骼

古生物学家早就告诉我们，5.7 亿年前就有外骨骼（外壳）的动物化石，这是动物最早的骨骼化，骨骼是由防卫系统而进化来的。

由于现在还无法找到人类在进化过程中各历史时期的骨骼或骨骼化石，如何演变、何时形成人类自己的特有的内骨骼也就无从考证。但现在的我们已经拥有了这个“盔甲”，这是我们人类的幸运与奇迹。

毋庸置疑，骨骼的地位是不可动摇的，它能坚持到人体在消亡过程中的最后一环，成为当之无愧的现役主角，也是人类从单一细胞演变至今的过程中，仅次于牙齿的坚硬物质。

骨骼是坚硬的人体器官，形状多样，有复杂的内在和外在结构，这使骨骼在减轻重量的同时能够保持坚硬，具有支撑身体的作用。其中的硬骨组织和软骨组织皆是人体结缔组织的一部分，而硬骨是结缔组织中唯一细胞间质较为坚硬的。

骨骼成长过程也很有意思，刚出生时有超过 270 块，但成人后却只剩下 206 块，这是由于有的骨会随年纪增长而无缝衔接融合，如骶骨原有 5 块，长大后合成 1 块。

**（一）骨骼的分类**

人体骨骼的大小形状不一，但大致可归纳为四类：长、短、扁平及松散骨。

长骨：长骨大部分呈长管状，一般位于四肢（如股骨、肱骨），主要在肌肉收缩时，作为杠杆而引起各式各样的运动，特别是幅度较大的运动。

短骨：短骨位于需要承受较大压力及作灵活和复杂运动的部位（如腕部、踝部）。

扁平骨：扁平骨呈薄板状，面积较大，适合用于保护内脏器官（如颅骨保护脑）和作肌肉的附着面（如肩胛骨）。

不规则骨：不规则骨呈不规则形状（如椎骨），有些内部还有含空气的腔隙以减轻重量（如上颌骨）。

**（二）主要组织构架、名称和数量**

骨骼依据位置又可分为颅骨、躯干骨、上肢骨、下肢骨四个部分：

（1）颅骨共29块，除下颌骨和舌骨外，都借助骨缝或软骨牢固地结合在一起。依据功能和位置，又可细分为脑颅和面颅两部分：

① 脑颅共14块，位于颅骨后上方，围成颅腔，起容纳和保护脑的作用。额骨1块，位于颅的上前方，由额部和眼眶上部构成。顶骨2块，位于颅顶中线两侧、额骨和枕骨之间。枕骨1块，位于颅骨的后下部，形成颅后和颅底的一部分。蝶骨1块，位于颅底中部，枕骨的前方。颞骨2块，位于颅的两侧，参与颅底和颅腔侧壁的构成。筛骨1块，位于额骨之下、蝶骨前方及左右眼眶之间。听小骨6块，位于左右鼓室之内，可分为锤骨、砧骨、镫骨。

② 面颅共15块，位于颅骨的前下方，构成口腔，并与脑颅共同构成鼻腔和眼眶，以维持面部形态。上颌骨2块，位于面颅中央，上方与额骨、颧骨等围成眼眶，与鼻骨围成鼻腔。鼻骨2块，位于两眼眶之间，构成鼻梁上部。下鼻甲2块，位于鼻腔的外侧壁，为一对卷曲的薄骨片。泪骨2块，位于两眼眶内侧壁的前部，为一对薄而不规则的小骨片。颧骨2块，位于上颌骨的外上方，构成面颊及眼眶底和外侧壁的

一部分。腭骨2块，位于上颌骨的后方。犁骨1块，位于鼻腔内及颅下部，为一斜方形骨板，构成鼻中隔的后下部。下颌骨1块，位于面颅的前下部、上颌骨的下方。舌骨1块，位于下颌骨和喉部之间，借助肌肉和韧带悬于颈的前正中。

（2）躯干骨共51块，构成躯干支柱和胸腔，具体分为三类：椎骨26块，其中颈椎7块、胸椎12块、腰椎5块、骶骨1块、尾骨1块；肋骨24块，是细而长呈弓形的扁骨，分别与胸椎和胸骨相关联，构成胸腔；胸骨1块，位于胸前部正中，是一块浅居皮下的扁骨。

（3）上肢骨共64块，分为以下几类：锁骨2块，位于胸廓前上方的颈根部两侧；肩胛骨2块，位于背部上外方，第2与第7肋骨之间，为三角形扁骨；肱骨2块，位于臂部；尺骨2块，位于前臂内侧；桡骨2块，位于前臂外侧；手骨54块，由8×2块腕骨、5×2块掌骨、14×2块指骨组成。

（4）下肢骨共62块，分为以下几类：髋骨2块位于臀部，属不规则骨，幼年时髋骨分为三部分，即髂骨、坐骨、耻骨，15至16岁时合而为一；股骨2块，位于大腿部，是人体中最大和最长的长骨；髌骨2块，位于股骨下端髌面上，是人体中最大的籽骨；胫骨2块，位于小腿内侧，是小腿主要的负重骨；腓骨2块，位于小腿外侧，细而长，不直接负重；足骨52块，由7×2块跗骨、5×2块跖骨、14×2块趾骨构成。

**（三）骨内核心层**

骨内部核心结构相对比较活跃，包含骨膜、骨质和骨髓，俗称三骨组（血管与骨髓的认知也是防腐专业的重点之一）。

（1）骨膜由纤维结缔组织构成，含有丰富的神经和血管，对骨的生长、再生和感觉有重要作用。骨膜可分为内外两层。外层致密，有许多胶原纤维束穿入骨质，使之固着于骨面；内层疏松，有成骨细胞和破骨细胞。衬在髓腔内面和松质间隙内的膜称骨内膜，是菲薄的结缔组织，含有成骨细胞和破骨细胞，有造骨和破骨的功能。骨膜小团体的相关作用、功能都可忽略，但对于血管分布却需引起重视。

（2）骨质分为骨密质和骨松质。前者质地坚硬致密，耐压性较大，布于骨的表层；后者呈海绵状，由许多片状的骨小梁交织而成，布于骨的内部。

（3）骨髓独行活动能力强，填充在骨髓腔和骨松质的间隙内，分为红骨髓和黄骨髓。红骨髓有造血功能，胎、幼儿的骨髓全是红骨髓。成年之后，长骨骨干内的红骨髓逐渐被脂肪组织代替，称黄骨髓，失去造血功能。失血时，有的黄骨髓会转化成红骨髓，造血完后恢复。由于其可塑性强，流动性大，是防腐专业特别关注的对象之一，在椎骨、髂骨、肋骨、胸骨、肱骨和股骨的近端骨松质内，终生都有红骨髓的驻留。

**（四）骨的微观探寻**

以上对于骨的描述是基于中观世界或是从次微观的角度进行阐述，接下来从微观角度了解一下它的结构与组成。

骨组织是由多种坚硬单晶体及其他基质构成，在骨基质中钙—磷矿物质和胶原占据绝大成分，钙—磷矿物质的形状和大小在骨组织内扮演着重要离子平衡和骨的生物力学的角色。

骨组织是一种坚硬的结缔组织，是由细胞、纤维和基质构成的。纤维为骨胶纤维，与胶原纤维类似，基质含有大量的固体无机盐。骨中含有水、有机质（骨胶）和无机盐等成分。其水的含量较其他组织少，平均约为 20%—25%。在剩下的固体物质中，约 40% 是有机质，约 60% 以上是无机盐，有机质决定骨的弹性和韧性，而无机盐决定骨的硬度。骨中所含的无机盐又称骨盐，包括下列成分：磷酸钙（$Ca_3(PO_4)_2$）84%，碳酸钙（$CaCO_3$）10%，柠檬酸钙（$Ca_3(C_6H_5O_7)_2$）22%，镁（Mg）1%，磷酸氢二钠（$Na_2HPO_4$）2% 等。从这些数字可看出，骨盐是以钙及磷的化学物为主。它们以结晶羟磷灰石（$Ca_{10}(PO_4)_6(OH)_2$）骨晶和无定形的磷酸钙（$Ca_3(PO_4)_2$）分布于有机质。

显微镜下观察哈佛管呈规则排列，骨陷窝呈环形排列在哈佛管的周围。一个哈佛管有 3—9 层骨陷窝环形排列，骨陷窝和哈佛管及骨陷窝之间有骨小管连接。哈佛管直径为 34.6—121.4（$72.0 \pm 13.6$）μm。

μm 符号是微米，长度单位，微米是红外线波长、细胞大小、细菌大小等的数量级。

如下换算：

1 000 000 皮米（pm）=1 微米（μm）

1 000 纳米（nm）=1 微米（μm）

0.001 毫米（mm）=1 微米（μm）

通过换算基本可理解它的微小程度。

## 二、关节

人体各关节处的防腐采用的是分段防腐的方式，分段阻隔效果与肌肉防腐进针点的位置联系密切。

### （一）关节简介

关节的构成大致包括：关节面、关节囊、关节腔、某些辅助结构，四要素联动控制。

（1）关节面：组成关节的两个相对面，多为一凹一凸，也有一面平的。凸的叫做关节头，凹的称为关节窝。关节面多由透明软骨或纤维软骨覆盖，既光滑又富于弹性，因此运动时可以减少摩擦、震动和冲击。除少数关节（胸锁关节、下颌关节）的关节软骨是纤维软骨外，其余均为透明软骨。关节软骨使关节头和关节窝的形态更为契合，其表面光滑，面间有少许滑液，摩擦系数小于冰面，故使运动更加灵活，且由于软骨具有弹性，因而可承受负荷和减缓震荡。关节软骨无血管神经分布，由滑液和关节囊滑膜层血管渗透供给营养。

（2）关节囊：关节囊是在关节四周包住关节的纤维结缔组织。关节囊分二层，其外层是纤维层，由致密结缔组织构成，其厚薄、松紧随关节的部位和运动的情况而不同，此层有丰富的血管、神经和淋巴管分布。内层叫滑膜层，其构成以薄层疏松结缔组织为基础，内表面衬以单层扁平上皮—间皮，周缘与关节软骨相连续。滑膜上皮可分泌滑液，滑液是透明蛋清样液体，略呈碱性，除具润滑作用外，还是关节软骨和关节盘等进行物质代谢的媒介。

（3）关节腔：关节腔由关节囊滑膜层和关节软骨共同围成，含少量滑液，呈密闭的负压状态，这种结构也体现了关节运动灵活性与稳固性的统一。

（4）关节的某些辅助结构：

① 滑膜囊：在腱与骨之间，减少运动时的彼此摩擦。

② 关节盂缘：加深关节窝，有利于关节的稳固。

③ 关节内软骨：是纤维软骨组织，存在于关节腔内，一种是半月形，另一种是盘状垫，其作用是使得关节面彼此合槽，还有减缓冲击和震动的作用，还有楔子的功能。

④ 关节韧带：分成关节内韧带和关节外韧带两种。韧带由致密结缔组织构成，呈扁带状、圆束状或膜状。

**（二）关节与骨骼和肌肉的联系**

关节扮演着无法替代的角色，它总是借力骨骼和肌肉的坚硬与蛮力，首先依靠骨骼，起到相互之间活动的连接作用，骨与骨之间的间隙就是关节，其后又怕力量不够借力于肌肉并加以利用控制，实际做法是用自身的不动关节、动关节和微动关节三种方式，在不经意间就达到彻底统筹控制的目的。关节又是协调高手，当三者有冲突时，充当避震缓冲地带的作用。

关节中的滑液关节，使人体能轻易地活动。滑液关节包括肩、肘、髋和膝关节等，以及手指和足趾中的所有关节。

这可了不得，是独家配方，骨骼对于滑液的渴望由来已久，因滑液与润滑软骨可使骨块相互滑过时更顺畅。若滑液减少，或滑液变得黏稠，就会使代谢产物滞留在体内，产生各种问题。如关节滑液减少，关节缺少润滑剂，关节就会因磨损而出现退行性关节炎、骨刺、骨质疏松等，软骨长期缺乏关节滑液还会造成骨关节坏死。关节有了滑液这独家秘方的控制权，连结缔组织的成员肌腱和韧带也都成为关节的“好朋友”。

韧带是连接骨与骨的纤维组织，或附于骨的表面，或与关节囊的外层融合，以加强关节的稳固性，以免损伤。

## 三、肌肉

### （一）肌肉的简介

#### 1. 肌肉的定义

肉泛指为西医解剖学的肌肉、脂肪和皮下组织。肌肉又称肌。肌肉外层（皮下脂肪）为白肉，内层（肌肉组织）为赤肉，赤白相分，界限分明。肌肉主司全身运动之功。

#### 2. 肌肉的形态结构

肌肉按形态可分为长肌、短肌、阔肌和轮匝肌四类。

每块肌肉按组织结构可分为肌质和肌腱两部分。肌质位于肌肉的中央，由肌细胞构成，有收缩功能；肌腱位于两端，是附着骨的部分，由致密结缔组织构成。每块肌肉通常都跨越关节附着在骨面上，或一端附着在骨面上，另一端附着在皮肤。一般将肌肉较固定的一端称为起点，较活动的一端称为止点。

#### 3. 肌肉的辅助结构

肌肉的辅助结构主要有筋膜、滑液囊和腱鞘，是肌肉周围的结缔组织所形成的结构，有保护肌肉和辅助肌肉运动的作用。

肌腱俗称筋，肌腱由致密结缔组织构成，白色较硬，没有收缩能力，最大的肌腱是跟腱，在脚踝后面，俗称脚（后）筋。肌腱把骨骼肌附着于骨骼，附于骨节的叫筋，包于肌腱外的叫筋膜，脂肪就是筋膜结构的一部分。

滑液囊、腱鞘具有协调肌的活动、保持肌的位置、减少肌肉运动时的摩擦和保护肌肉等功能。

#### 4. 肌肉的微观结构

肌肉由肌肉细胞（也称为肌纤维）组成。细胞中有肌原纤维；肌原纤维包含肌节，而肌节由肌动蛋白和肌球蛋白组成。各个肌肉细胞于肌内膜内排列成行。肌肉细胞由肌束膜捆绑在一起形成肌束，这些肌束聚集在一起后形成肌肉，由肌外膜包裹。由肉眼宏观到微观，肌肉→肌束→肌纤维（肌细胞）→肌原纤维→肌节（肌动蛋白、肌球蛋白）。肌肉就好像是由一道道钢缆一样的肌纤维捆扎起来的，这些钢缆组合成较粗较长的钢缆组群。当肌肉用力时，它们就像弹簧一样一缩一张。在那些最粗的缆索之内，有肌纤维、神经、血管以及结缔组织。每根肌纤维是由较小的肌原纤维组成的。每根肌原纤维，则由缠在一起的两种丝状蛋白质（肌凝蛋白和肌动蛋白）组成。这就是肌肉的最基本单位，再大块的肌肉，也全是由这两种小得根本无法想象的小蛋白组合而成的，当它们联合起来以后，就能产生各种大动作。

### （二）全身主要肌肉

人体全身的肌肉可分为头颈肌、躯干肌和四肢肌。

1. 头颈肌：可分为头肌和颈肌

头肌可分为表情肌和咀嚼肌。表情肌位于头面部皮下，多起于颅骨，止于面部皮肤。肌肉收缩时可牵动皮肤，产生各种表情。咀嚼肌为运动下颌骨的肌肉，包括浅层的颞肌和咬肌，深层的翼内肌和翼外肌。

2. 躯干肌：包括背肌、胸肌、膈肌和腹肌等

背肌可分为浅层和深层，浅层有斜方肌和背阔肌，深层的肌肉较多，主要有骶棘肌。

胸肌主要有胸大肌、胸小肌和肋间肌。

膈肌位于胸、腹腔之间，是一扁平阔肌，呈穹窿形凸向胸腔，是主要的呼吸肌，收缩时助吸气，舒张时助呼气。

腹肌位于胸廓下部与骨盆上缘之间，参与腹壁的构成，可分为前外侧群和后群。前外侧群包括位于前正中线两侧的腹直肌和外侧的三层扁阔肌，这三层阔肌由浅而深依次为腹外斜肌、腹内斜肌和腹横肌。后群有腰大肌、腰方肌。

3. 四肢肌：可分为上肢肌和下肢肌

上肢肌结构精细，运动灵巧，包括肩肌、臂肌、前臂肌和手肌。肩肌分布于肩关节周围，有保护和运动肩关节的作用，其中较重要的有三角肌。臂肌均为长肌，可分为前后两群。前群为屈肌，有肱二头肌、肱肌和喙肱肌；后群为伸肌，为肱三头肌。前臂肌位于尺、桡骨的周围，多为长棱形肌，可分为前、后两群。前群为屈肌群；后群为伸肌群。手

肌位于手掌。分为外侧群、内侧群和中间群。

下肢肌可分为髋肌、大腿肌、小腿肌和足肌。髋肌起自躯干骨和骨盆，包绕髋关节的四周，止于股骨，按其部位可分为两群，即髋内肌和髋外肌。髋内肌位于骨盆内，主要有髂腰肌、梨状肌和闭孔内肌。髋外肌位于骨盆外，主要有臀大肌、臀中肌、臀小肌和闭孔外肌。大腿肌分为前、内、后三群，分别位于股部的前面、内侧面和后面。前群有股四头肌和缝匠肌。内群位于大腿内侧，有耻骨肌、长收肌、短收肌、大收肌和股薄肌。后群包括外侧的股二头肌和内侧的半腱肌、半膜肌。小腿肌可分为前、外、后三群，后群浅层有小腿三头肌，其下部肌腱即跟腱。足肌可分为足背肌与足底肌。

**（三）肌肉的运动功能**

1. 肌肉规模

人体大约有650块骨骼肌，其大小不同，大的有2 000 g，小的仅有几克。然而精确的肌肉数目是很难确定的，因为不同来源的肌肉会分别被聚集成不同的肌肉束，统筹测算约由60亿条肌纤维组成，其中最长的肌纤维达60 cm，最短的仅有1 mm左右。最使人无法想象的是肌肉内毛细血管的总长度可达10万公里，可绕地球两圈半，这样的长度与面积之广阔也正是我们防腐可利用的资源与通路之一。人体肌肉的重量约占总体重的35%—45%。

2. 肌肉的运动模式

肌肉运动又分三种模式：

（1）骨骼肌（或称“横纹肌”或“随意肌”）是与骨骼合作运动的，通过肌腱固定在骨骼上，以影响骨骼移动或维持姿势等动作。

（2）平滑肌（或称“非随意肌”）是采用自主运动方式，出现在食管、胃、肠、支气管、子宫、尿道、膀胱、血管的内壁中，甚至也出现在皮肤内，可控制毛发的直立。和骨骼肌不同，平滑肌不受意识所控制。

（3）心肌也是一种“非随意肌”，在结构上则和骨骼肌较相近，且只在心脏内出现。

（4）心肌、骨骼肌与平滑肌的三种运动模式对比：

它们有共性但也有明显的区别：心肌和骨骼肌是条纹状的，它们的基本组成单位是肌小节，由肌小节规则排列成束状，条纹状的肌肉更有爆发力；而平滑肌一般来说是持续的保持收缩，这是因为平滑肌没有肌小节，也排不成束状。骨骼肌的排列规则且相平行为束状，而心肌则是以交错、不规则的角度相连接。心肌也有一种不知疲倦的特性，一生只做一件事，并且永不停顿，那就是带领心脏有节奏地跳动。按每年4 000万次起搏算，70年心脏大概就跳动了28亿次左右。

当然心脏与心肌也是我们在防腐工作中经常遇见的重要合作伙伴，大家一定要先熟悉与认识一下，有它的帮忙，我们的工作将实现事半功倍的效果。

3. 特种肌肉简介

力量型：腓肠肌和比目鱼肌合称为小腿三头肌，如瘫痪会直接导致无法站立、行走、奔跑、扭动。

高挑型：缝匠肌，从大腿前部斜伸向膝盖的肌肉，是全身最长的肌肉。

压力型：咬肌也叫颚肌。其实不是嚼肌本身厉害，而是因为它拥有比其他肌肉以更短的杠杆施力的优势以及特定的位置及其他肌肉密切协助。

阳光型：眼轮匝肌起到张合有度的作用。

最善变型：表情肌，改变口和眼的形状，产生各种皱纹，形成7 000多种不同表情。

忍辱负重型：臀大肌，能使身体保持直立，使人体中盘更加强壮稳定，工作时间超长（坐姿），为别人带来轻松和舒适，兼顾伸腿的动作，肌肉注射也是铁定部位。

# 第四节　呼吸系统

学习呼吸系统是因为其与外界有直接连接，兼有输送氧气、水分的资源优势以及毛细血管分布丰富的特点，这无形中也为微生物的进入与滞留、大量繁殖、蓬勃发展提供了基础条件，也是防腐需控制的主攻方向之一。

安东尼·菲利普斯·范·雷文·霍克（荷兰语：Antonie Philips van Leeuwenhoek，1632—1723），是一位荷兰贸易商与科学家，有光学显微镜与微生物学之父的称号。1669 年，雷文·霍克把自己的牙垢放到自制的显微镜（300 倍）下观察，他看到了一群“活的野兽”，不禁大吃一惊，“一点点小牙垢里的生物，比整个荷兰的居民还多！”这真是一个无比奇妙的世界。雷文·霍克透过显微镜推开了一扇通往微观世界的窗，第一次正确地描述了细菌微生物的形态，为微生物的研究创造了有利条件。这扇窗户也开启了人类对疾病的全新认识。而呼吸系统无疑是人体内大多入侵者最佳进入途径。

呼吸系统是和外界环境沟通最密切的一个通道，这个世界充满了肉眼看不到的微生物，它们绝大多数与我们和平共处，但有些则像埋伏在草丛中的毒蛇伺机而动。虽然进化使得人类拥有了防御外敌入侵的完美武器（免疫系统），人体严密地防范着它们，如皮肤保护着人们的躯体，胃酸几乎能杀死食物中的所有微生物，但生命一旦结束，这些免疫系统也会完全失效，这时会带来自我毁灭的反作用。

## 一、呼吸系统简介

机体与外界环境进行气体交换的过程称为呼吸。气体交换地有两处：一是外界与呼吸器官如肺的气体交换，称肺呼吸（或外呼吸）；另一处由血液和组织液与机体组织、细胞之间进行气体交换，称内呼吸。

呼吸系统是执行机体和外界进行气体交换的器官的总称。它们帮助机体呼出二氧化碳，吸进氧气，进行新陈代谢。呼吸系统包括呼吸道和肺。呼吸道是气体进出肺的通道，虽然防腐工作服务的对象已无法再进行正常的生理上的呼吸活动，但通道内与肺部仍含有氧气、水分和微生物。

## 二、呼吸系统的结构功能

呼吸系统由供气体通行的呼吸道和进行气体交换的肺所组成。呼吸道由鼻、咽、喉、气管、支气管和肺内的各级支气管分支所组成。从鼻到喉这一段称上呼吸道，气管、支气管及肺内的各级支气管的分支这一段为下呼吸道。其中，鼻是气体出入的门户，又是感受嗅觉的感觉器官；咽不仅是气体的通道，还是食物的通道；喉兼有发音的功能。

通畅是呼吸道完成气体通行任务的保证，这是由骨和软骨作支架来保证的。例如，鼻腔就是由骨和软骨围成的，喉的支架全部由软骨构成，气管和支气管的壁上也少不了软骨。一旦呼吸道的软骨消失，就移行为肺组织。软骨的支撑使呼吸道的每一部分都不至于塌陷，使气体得以畅通无阻。

肺内管道的特点是壁薄、面积大、湿润，有丰富的毛细血管分布。进入肺的血管含低氧血，离开肺的血管含富氧血。

气管、支气管的系统很庞大，它们就像是倒过来的树木外形结构。气管就像是这棵颠倒大树的主干，主干分成两个大分枝干，就是左、右主支气管，它们又各自分成几根大枝条（较大的支气管），各大枝条又一级级地往下细分小枝条，最后是到达肺泡。人体有两个肺。双肺有7—10亿个肺泡，肺泡面积累加有100 $m^2$，肺中肺泡像是浸在血里的小气球，血不会跑到肺泡里。肺泡壁透气，不完全密闭。

## 三、气体的旅行

氧气从鼻腔吸入经咽进入喉、气管、各级支气管至肺泡，肺泡与肺毛细血管网紧密相贴，因此进入肺泡的氧气会由毛细血管网融入肺静脉血中；肺静脉血流向左心房，从左心房到左心室，经主动脉流出，氧气分子则随动脉血流向身体的远端比如手、足端，这些动静脉交会的地方称为毛细血管网；氧气分子在这里燃烧变成二氧化碳，二氧化碳从毛细血管出来进入体循环的静脉血中，又流到右心房，从右心房流向右心室，再从肺动脉出来，肺动脉最后分支成肺泡周围的毛细血管网，二氧化碳从毛细血管网进入肺泡，再经呼吸道呼出体外。

## 四、咽与食管的结合

学习咽与食管是因为消化系统与呼吸系统的外部通路在此交汇有关，也是利用人体本身通路进行防腐操作的一种有效途径。

### （一）咽

咽，又称咽头，是颈部的一个部分，为一条连接口腔和鼻腔至食管和气管（食管和气管交界）的圆锥形通道，是消化道和呼吸道的交会处，与喉合称为咽喉。

### （二）咽腔

咽腔是呼吸道中联系鼻腔与喉腔的要道，也是消化道从口腔到食管之间的必经之路。咽腔乃是呼吸道与消化道相交叉的部分，也是防腐操作在颅底处实施颅内注射的常用部位，故在此作插入内部结构的细节描述。

咽腔顶壁，略作拱顶状，称咽穹，上接枕骨基底部、蝶骨体和颞骨岩部。筛骨是位于蝶骨的前方和两眶之间，上接额骨鼻部并突入鼻腔内。筛骨前面呈巾字形，全骨分为筛板、垂直板和筛骨迷路三部分。水平位的中间骨板为筛板，在水平方向上分隔颅腔前部与鼻腔，板的正中有向上突起的鸡冠，其两侧有许多筛孔。筛板正中向下延伸的正中矢状位骨板为垂直板，参与构成骨性鼻中隔。筛骨迷路位于垂直板两侧，由菲薄的骨片围成许多含气小腔为筛小房，又称筛窦。迷路内侧壁上的上、下两个弯曲的骨片，分别为上鼻甲和中鼻甲。迷路外侧壁骨质极薄，构成眶的内侧壁，称眶板。筛骨在颅腔底的前部，两个眼眶之间，鼻腔的顶部，是颅腔和鼻腔之间的分界骨。咽的宽度约 3.5 cm，而喉部移行于食管处最狭窄，宽度仅有 1.5 cm；此外，在上述三部的彼此交界处，也稍缩窄。咽后壁宽阔，两侧壁狭窄，前壁因通入鼻、口、喉三腔，所以几乎不存在真正的前壁，仅在咽腔的下部，即喉口以下，有一不整齐的前壁即喉的咽突。

**（三）咽的解剖结构**

咽是消化与呼吸的共同通道。上宽下窄，前后略扁，位于鼻腔、口腔及喉的后方，颈部脊柱的前方，长约 12—14 cm；其上端附着于蝶骨体后部及枕骨基底，呈拱顶状，称为咽穹，下端在第 6 颈椎平面与食管相续。咽的后壁完整，有疏松结缔组织与椎前筋膜相隔；前壁不完整，向鼻腔、口腔和喉腔开口，借此将咽分为鼻咽、口咽和喉咽三部分。

**鼻咽部**位于鼻腔之后，软腭的后上方，向前经鼻后孔与鼻腔相通；向下通口咽。鼻咽部的两侧壁，各有一咽鼓管咽口，位于下鼻甲后端的后下方，咽后壁之前 1.5 cm 处，向外侧借咽鼓管通入鼓室。此口的上后方围以咽鼓管圆枕，为其深面的咽鼓管软骨所形成的隆起。圆枕后方的纵行深窝是咽隐窝，此窝距破裂孔约 1 cm，鼻咽癌细胞容易经此孔向颅内蔓延或转移。咽的后壁上份有积聚成堆的淋巴组织，叫做咽扁桃体，幼儿时期较发达，6—7 岁开始退化，如增殖过大，往往阻碍鼻后孔的通气，甚至影响听觉。在咽鼓管咽口附近的黏膜内有咽鼓管扁桃体。咽鼓管扁桃体、咽扁桃体与腭扁桃体及舌扁桃体共同围成一淋巴组织环，具有防御的作用。

口咽部介于软腭与会厌上缘平面之间，向前经咽峡与口腔相通；后壁正对第 2—3 颈椎体，侧壁有腭扁桃体。咽峡上方为软腭后缘和腭垂，下方为舌背，两侧为腭舌弓。在咽峡平面以下，口咽部前壁为舌根，它借舌会厌正中襞及舌会厌外侧襞与后方的会厌相连，此三襞之间形成两浅凹，称为会厌谷，有时异物可滞留于此谷内。

腭扁桃体不是学习的主要方向，但要了解腭扁桃体的血液供应，它主要来自面动脉的扁桃体支。至腭扁桃体下极的动脉有三支，即前方的舌背动脉扁桃体支，后方的腭升动脉扁桃体支和后方的咽升动脉扁桃体支，为便于记忆称为“三体”。腭扁桃体的静脉与同名动脉伴行；另外，在咽壁与扁桃体深面之间有一条较大的扁桃体旁静脉（又称为腭外静脉），从软腭跨过腭扁桃体囊的外侧面，穿通鼻咽部，经咽静脉丛汇入面总静脉。

喉咽部位于会厌上缘平面至环状软骨下缘平面之间，向下续食管。其前壁为喉的入口和喉的后面；后壁正对第4—6颈椎体。在会厌外侧有咽会厌襞，形成咽的口部与喉部交界处的前外侧界。此襞下方，咽喉部伸向前，在喉的两侧与甲状软骨内面之间形成一深窝，称为梨状隐窝，常为异物滞留处。

**（四）咽的构造**

咽由内向外为黏膜、黏膜下组织、肌织膜和外膜。咽的黏膜与咽鼓管、鼻腔、口腔、喉腔的黏膜相连续，含有较多的黏液腺，特别是在咽的鼻部。黏膜下组织是纤维膜，咽上部的纤维膜厚，称为咽颅底筋膜，牢固地连接于枕骨基底，向前附着在翼突内侧板和翼突下颌缝；在咽后壁中线，自咽结节向下，纤维膜特别坚韧，形成咽缝，为咽缩肌附着处。咽肌质膜分为两组：一组是斜行的咽缩肌，包括上、中、下3对，从上向下依次呈叠瓦状排列。

**（五）咽的血管**

咽的动脉主要是来自颈外动脉的咽升动脉和腭升动脉。在咽下部前后壁黏膜深处，各有一静脉丛。前壁的静脉丛位于环状软骨板及环杓肌之后；后壁的静脉丛位于食管口之上，咽下缩肌的内面。血管充血时，黏膜发生肿胀，施行插管手术可在此处遇到阻力。咽静脉丛回流入颈内静脉，并向上注入翼丛。

**（六）食管**

1. 食管简介

食管是人类消化道的一部分，上面连接咽，下面连通胃，紧贴脊柱的腹侧，具有输送食物的功能。食管是一条由肌肉组成的中空通道，在最下端与胃相接的地方有一个括约肌确保胃酸不会逆流至食管中。

食管在平时呈扁平状，当有食物通过时便会扩大。食物并非靠着地球引力落入胃中，是借由食管壁的肌肉进行像波浪般的蠕动，强制将食物推入胃中，此外食管还会分泌一种黏液，让食物可以很容易地通过。

2. 食管位置

食道位于胸骨正中央后方，在气管的后面，胸椎的前方。食管为消化道最狭窄部分，前后扁窄的长管状器官。上端约在第六颈椎体下缘处与咽相接，沿脊椎前方向下行，穿经胸腔的上纵隔和后纵隔，再经膈肌的食管裂孔入腹腔，平第十一胸椎体高度续于胃的贲门，全长约25 cm。

3. 食管构造

食管位于脊柱之前而于气管之后，由喉咽部的末端开始往下经食管裂孔贯穿横膈膜，而终止于胃上方的肉质管子，主要功能是将在口腔咀嚼后形成的食物糜团，借由蠕动分段输送至胃。管壁构造由内而外可区分为黏膜层、黏膜下层、肌层、外膜层，或称浆膜。黏膜上有7—10条纵行皱襞，凸向内腔，有助于液体下流。食团经管腔时，这些皱襞由于肌层松弛而展平，内腔扩大，有助食团通过。黏膜下层较肥厚，由结缔组织构成，其内有较大的血管、神经、淋巴和食管腺。食管肌肉层的上方三分之一处为横纹肌，中间三分之一处为横纹肌与平滑肌，而下方三分之一处为平滑肌，具有帮助食团向下蠕动的作用，而其黏膜仅能分泌黏液，不分泌消化酶，因此食管仅能帮助食物的通过而不具有消化功能。食管有两处生理括约肌，分别是上食管括约肌及下食管括约肌，下食管括约肌又称为贲门括约肌，可以防止食物经由胃逆流回口腔。外膜由疏松结缔组织构成，富血管、淋巴管及神经。

4. 食管血管

食管颈、胸和腹部的主要动脉分别来源于甲状腺下动脉、胸主动脉、肋间后动脉以及胃左动脉和膈下动脉的食管支。分布于食管各部的动脉口径和穿壁分支密度存在差异，各来源动脉之间存在吻合。食管的静脉血分别经动脉同名静脉回流至奇静脉和半奇静脉，食管胸部下段的静脉行程迂曲，且口径较粗。

## 五　实际操作

学习复杂的人体相关知识的目的就是为实际操作打好基础。以咽部与食管为例。其中人体解剖、结构、原理与各种通路走向的基础描述，都是为实际操作使用而储备的知识。引入吞咽动作就可理解各阶段食物到达人体消化系统的位置，也就是为了防腐操作的进入方式提供有力的参考，如首先舌头上抬，食物会被舌头推送进咽部，就可延伸压舌露咽的操作方法或从咽部插管进入的操作模式。而后表述的咽部的软腭便会往上提，鼻道入口会被封闭，以防止食物经鼻腔逆流的表述，防腐的操作就无需理会正常生理反射反应，但要关注的是软腭在防腐时的人体标准体位后的自然重力影响下的软腭位置、方向、角度与外物进入到达后相遇遇阻的可能。接着再往后如往喉咙深处推送时，便会来到会厌的上方，会厌会负责关闭气管的盖子，如此食物便不会流入气管中，并再进一步送入胃中，以上的反射动作也可忽略，但会厌的厚度与突破力量的多少就可通过以上描述派生出向胃部插管与气管插管的方法或消化系统与呼吸系统注射防腐的操作方法，也将为注射进入点具体位置的确立提供有利条件。

如再细化一些还可附带知晓食管有三个地方比较细窄，分别是入口、与支气管交叉部分以及贯穿膈肌的部分。这里需要提醒的是，我们学习这些内容的最终目的为遗体防腐操作所用，建立相关的理论支撑与可操作、可复制的实践技能，最后形成遗体防腐标准化操作的基本路径。

# 第五节　消化系统

学习消化系统不是以它的机械性运动过程为主体，而是要了解消化系统每一个各阶段分泌出的化学物质与消化的食物门类、成分，为后期有针对性地配置防腐药剂做好准备。

## 一、消化系统简介

消化系统是机体消化食物和吸收营养的结构总称，由消化道和消化腺两部分组成。

消化道是一条起自口腔，延续咽、食管、胃、小肠、大肠到肛门的很长的肌性管道，其中经过的器官包括口腔、咽、食管、胃、小肠（十二指肠、空肠、回肠）及大肠（盲肠、结肠、直肠）等部。

消化腺有小消化腺和大消化腺两种。小消化腺散在消化道各部的管壁内，大消化腺有三对唾液腺（腮腺、下颌下腺、舌下腺）、肝和胰，它们均借助导管，将分泌物排入消化道内。人体共有 5 种消化腺，分别为：唾液腺、胃腺、肝、胰腺、肠腺。

## 二、消化系统基本功能

（1）消化系统的基本生理功能是摄取、转运、消化食物和吸收营养、排泄废物。通过消化和吸收食物，供给机体所需的物质和能量。对于未被吸收的残渣部分，消化道则通过大肠以粪便形式排出体外，消化系统还有内分泌和免疫功能。

（2）消化过程包括化学性消化和物理性消化（机械性）两种功能，实际是以化学性消化和机械性消化同时进行、共同完成的消化过程。

对食物进行化学分解是指将食物（大分子）分解成足够小的水溶性分子（小分子），使之可溶解于血浆。消化作用也是生物异化作用为分解代谢的一环，如由消化腺所分泌的各种消化液，将复杂的各种营养物质分解为肠壁可以吸收的简单的化合物，如糖类分解为单糖，蛋白质分解为氨基酸，脂类分解为甘油及脂肪酸。然后，这些分解后的营养物质被小肠（空肠为主）吸收入体内，进入血液和淋巴液。这种消化过程叫化学性消化。

机械性消化是通过消化道壁肌肉的收缩活动，将食物磨碎，使食物与消化液充分混合，并使消化过的食物成分与消化道壁紧密接触而便于吸收，使不能消化的食物残渣由消化道末端排出体外。

## 三、消化系统各部的位置、结构与功能

### （一）口腔与食管

口腔是消化道的入口，其内覆盖有黏膜层，位于两颊、舌下和颌下的唾液腺的腺管都开口于此。舌位于口腔底部，其功能是感觉食物的味道和搅拌食物。口腔后下是咽。食物味道是由舌表面的味蕾感知的。

食物经前方的牙齿（切牙）切断和后面的牙齿（磨牙）嚼碎成为易于消化的小颗粒。唾液腺分泌的唾液带有消化酶覆盖于这些颗粒表面，并开始消化。在未进食时，唾液的流动可洗掉那些能引起牙齿腐蚀和其他疾病的细菌。唾液还含有一些抗体和酶，如溶菌酶，可分解蛋白质和直接杀灭细菌。

吞咽由舌主动开始，并自动持续下去。吞咽时，一些肌肉收缩，使会厌下降关闭喉口，以防止食物经气道（喉、气管）进入肺，口腔顶的后部（软腭）升高以防止食物进入鼻腔。

食管约 25 cm，与个人身高有关，是一个内覆有黏膜层的薄壁肌肉管道，连接着咽和胃，食物在食管的推进不是靠重力，而是靠肌肉有节律地收缩和松弛，称为蠕动。

### （二）胃

胃是一个肌性空腔脏器，是储存食物的器官，包括三部分：贲门、胃体和胃窦。食物通过能开闭的环状肌肉（括约肌），从食管进入胃内。此括约肌能防止胃内容物返流到食管。胃通过有节律地收缩蠕动搅拌食物，使食物与胃液酶充分混合。

成人胃空虚时，胃底到幽门的长度约 40 mm，摄食后约为 50 mm，空腹到饱食，胃的容积可以增大 20 倍左右，成人的胃容积有 1.5 L。胃表面的细胞分泌三种重要物质：胃黏液、盐酸和胃蛋白酶。

胃黏液由表面上皮细胞、泌酸腺的黏液颈细胞、贲门腺和幽门腺共同分泌（主要是糖蛋白），覆盖于胃的表面，保护其免受盐酸和酶的损伤。酒精、幽门螺杆菌感染、阿司匹林等都能导致黏液层损伤。

盐酸由壁细胞分泌，为胃蛋白酶分解蛋白提供了必需的高酸环境。胃内高酸还能杀灭大多数细菌而成为一种抵御感染的屏障。到达胃的神经冲动、胃泌素（一种激素）和组胺（一种活性物质）都能刺激胃酸的分泌。

胃蛋白酶由主细胞分泌，一种能分解蛋白质的酶，大约能分解食物中 10% 的蛋白质，是唯一能消化胶原的酶。胶原是一种蛋白质，是肉食的一种主要成分。

### （三）肠

#### 1. 肠的长度

每人的肠的长度都不一样，约为身高的 4—5 倍。成人大约为 9 米（空肠、回肠、大肠为高度压缩部分）：十二指肠 60 cm，小肠 6.7 m，大肠 1.5 m。如肠道皱褶展开后，真正的人体肠道的长度为 150—180 m 左右，面积达到 200 $m^2$。人体大肠的起始部和回肠相连，末端终于肛门。

#### 2. 小肠

胃运送食物到第一段小肠即十二指肠。经幽门括约肌进入十二指肠的食物量受小肠消化能力的调节。若食物已充满，则十二指肠会发出信号使胃停止排空。

十二指肠接受来自胰腺的胰酶和来自肝脏的胆汁。这些消化液通过十二指肠大乳头的开口进入十二指肠，它们在帮助食物消化和吸收中起着重要作用。肠道通过蠕动来搅拌食物，使其与肠的分泌液混合，也有助于食物消化和吸收。

十二指肠最开始 10 cm 左右的表面光滑，其余部分都有皱褶、小突起（绒毛）和更小的突起（微绒毛），增加了十二指肠表面面积，有利于营养物质的吸收。

位于十二指肠以下的其余小肠分为两部分，即空肠和回肠，前者主要负责脂肪和其他营养物质的吸收。同样，肠表面的皱褶、绒毛和微绒毛所形成的巨大表面积使其吸收功能大大增强。小肠壁血供丰富，它们运载着肠道吸收的营养物质经门静脉到达肝脏。肠壁分泌的黏液能润滑肠道及其内容物，水分能帮助溶解食物片段，小肠还分泌释放小量的酶以消化蛋白、糖和脂肪。

肠内容物的稠度随其在小肠中的运行而逐渐改变。在十二指肠时，肠液被迅速泵出以稀释胃酸。当肠内容物经过下段小肠时，由于水、黏液、胆汁和胰酶的加入而变得更加稀薄。

**3. 大肠**

大肠由盲肠、升结肠（右侧）、横结肠、降结肠（左侧）、乙状结肠和直肠组成，后者开口肛门。阑尾是一较小的、手指状小管，突出于升结肠靠近大肠与小肠连接的部位。大肠也分泌黏液，并主要负责粪便中水分和电解质的吸收。肠内容物到达大肠时是液体状，但当它们作为粪便到达直肠时通常是固体状。生长在大肠中的许多细菌能进一步消化一些肠内容物，有助于营养物质的吸收。大肠中的细菌还能产生一些重要物质，如维生素 K，这些细菌对肠道保持健康是必需的。直肠是紧接乙状结肠下面的管腔，止于肛门。通常，由于粪便储存于降结肠内，故直肠腔是空的。当降结肠装满后，粪便就会排入直肠。肛门是消化道远端的开口，废物就由此排出体外。肛门，部分由肠道延续而成，部分则由体表所组成，包括皮肤。肛门内面是肠黏膜的延续。肛门周围的环状肌肉（肛门括约肌）使肛门保持关闭。

**4. 胰腺**

胰腺有两种基本的组织成分：分泌消化酶的胰腺腺泡和分泌激素的胰岛。消化酶进入十二指肠，而激素进入血液。

消化酶由胰腺腺泡产生，再经各种小管汇集到胰管，后者在奥迪括约肌处加入胆总管，故胰酶与胆汁在此处汇合，再一并流入十二指肠。

胰腺分泌的酶能消化蛋白质、碳水化合物和脂肪。分解蛋白质的酶是以无活性的形式分泌出来的，只有到达肠腔时才被激活。胰腺还分泌大量的碳酸氢盐，通过中和从胃来的盐酸保护十二指肠。

胰腺分泌的激素有三种：胰岛素，作用是降低血中糖（血糖）水平；胰高血糖素，作用是升高血糖水平；生长抑素，抑制上述两种激素的释放。

5. 肝脏

肝脏是一个有多种功能的大器官，仅某些功能与消化有关。

食物的营养成分被吸收进入小肠壁，而小肠壁有大量的微小血管（毛细血管）供血。这些毛细血管汇入小静脉、大静脉，最后经门静脉进入肝脏。在肝脏内，门静脉分为许许多多细小的血管，由肠管毛细血管流入的血液即在此进行处理。

肝脏对血液的处理有两种形式：清除从肠道吸收来的细菌和其他异物；进一步分解从肠道吸收来的营养物质，使其成为身体可利用的形式。肝脏高效率地进行这种身体所必需的处理过程，使富含营养物质的血液流入体循环。

肝脏产生的胆固醇占全身胆固醇的一半，另一半来自食物。大约80% 肝脏产生的胆固醇用于制造胆汁。肝脏分泌胆汁，储存于胆囊供消化时用。胆汁无法起到消化作用，但可促进脂肪乳化（将大分子的脂肪初步分解成小分子的脂肪），有利于脂肪的消化和吸收。

6. 胆囊与胆道

胆汁是由肝细胞不断生成的，分泌的胆汁储存在胆囊中。胆汁流出肝脏后，经左右肝管流入二者合并而成的肝总管。肝总管与来自胆囊的胆囊管汇合成胆总管。胰管就是在胆总管进入十二指肠处汇合到胆总管的。

如未进餐时，胆汁在胆囊中浓缩，仅有少量胆汁来自肝脏。当食物进入十二指肠时，通过一系列的激素和神经信号引起胆囊的收缩，胆汁则被排入十二指肠，并与食物混合。胆汁有两个重要功能：帮助脂肪消化分解和脂溶性维生素吸收；使体内的一些废物排出体外，特别是红细胞衰老破坏所产生的血红蛋白和过多的胆固醇。

胆汁具有以下特别作用：

（1）胆盐增加了胆固醇、脂肪和脂溶性维生素的溶解性，从而有助于它们的吸收。

（2）胆盐刺激大肠分泌水，从而有助于肠内容物在其中的运行。

（3）红细胞破坏后的代谢废物胆红素（胆汁中的主要色素）在胆汁中被排出。

（4）药物和其他废物在胆汁中排出，随后被排出体外。

（5）在胆汁的功能中起重要作用的各种蛋白质也分泌入胆汁。

（6）胆盐被重吸收进入小肠壁，继而被肝脏摄取，然后又被分泌进入胆汁。这种胆汁的循环称为肠肝循环。体内的所有胆盐一天大约循环10—12次。在每一次经过肠道时，小量的胆盐会进入结肠，并由细菌将其分解为各种成分，一些成分被再吸收，其余随粪便排出体外。

## 四、消化系统的血液循环

消化器官的血流量受机体全身血液循环功能状态、血压和血量的影响，并与机体在不同的活动状态下血液在各器官间重新分配有关。

### （一）动脉

消化系统腹腔各器官的血液供应主要来自腹主动脉的分支：腹腔动脉，肠系膜上、下动脉。腹腔动脉供给食管下段、胃、十二指肠、胰腺、胆囊、脾及大、小网膜的营养。腹腔动脉的分支与食管动脉及肠系膜上动脉的分支相吻合。肠系膜上动脉营养胰腺、十二指肠、空肠、回肠、盲肠、阑尾、升结肠、横结肠、小肠系膜及横结肠系膜。肠系膜上动脉在十二指肠与腹腔动脉相吻合；在结肠左曲与肠系膜下动脉相吻合。肠系膜下动脉营养结肠、乙状结肠及直肠的上2/3部分，它与肠系膜上动脉形成吻合支。

### （二）静脉

胃以远的消化道及胰、脾静脉血汇流入肠系膜上静脉、脾静脉和肠系膜下静脉，它们不直接到下腔静脉，而是汇合成门静脉进入肝脏。门静脉在肝内分支，形成小叶间静脉，小叶间静脉多次分支，最后分出短小的终末支，进入肝血窦。在肝血窦内，血液与肝细胞进行充分的物质交换后，汇入中央静脉，中央静脉又汇合成小叶下静脉，进而汇合成2—3支肝静脉，肝静脉出肝后注入下腔静脉。门静脉是肝的功能血管，它汇集了来自消化道的静脉血，其血液内含有从胃肠道吸收的丰富的营养物，输入肝内，借肝细胞加工和贮存。门静脉血中的有毒物质在经过肝脏处理后，变成比较无毒的或溶解度较大的物质，随胆汁和尿液排出体外。由门静脉供应肝的血量约占供应肝的总血量的3/4，消化系统的活动也与机体内血液循环、呼吸、代谢等有着密切的联系。

## 五、其他附加内容

### （一）消化道壁的构造

消化道壁的构造，除口腔外，一般可分4层，由内向外，依次为黏膜、黏膜下层、肌层和外膜。黏膜经常分泌黏液，使腔面保持滑润，可使消化道壁免受食物和消化液的化学侵蚀和机械损伤。大部分消化道黏膜均形成皱褶，小肠黏膜的皱褶上还有指状突起——绒毛。这些结构使消化道的内表面积大大增加，有利于吸收，故黏膜层是消化和吸收的重要结构。黏膜下层由疏松结缔组织组成，其中含有较大的血管、淋巴管和神经丛，有些部位的黏膜下层中没有腺体。消化道的肌层除口腔、咽、食管上三分之一以及肛门等为骨骼肌外，其余大部分消化道的肌层均为平滑肌。

### （二）消而化—化而收

消化道不同部分吸收的能力和吸收速度是不同的，这主要取决该部分消化道的组织结构以及食物在该部分的成分和停留的时间。口腔和食管不吸收食物。胃只吸收酒精和少量水分。大肠主要吸收水分和盐类，实际上小肠内容物进入大肠时可吸收的物质含量也不多。

小肠是吸收的主要部位。人的小肠黏膜的面积约10 $m^2$。食物在小肠内被充分消化，达到能被吸收的状态；食物在小肠内停留的时间较长，这些都是小肠吸收的有利条件。小肠不仅吸收被消化的食物，而且

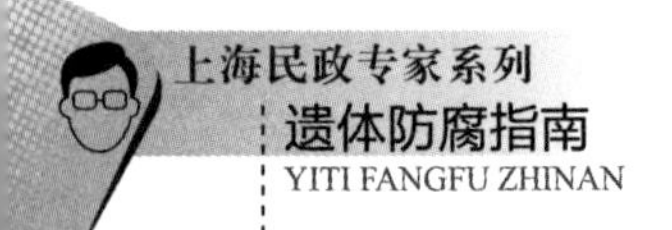


吸收分泌入消化道腔内的各种消化液所含的水分、无机盐和某些有机成分。因此，人每天由小肠吸收的液体量可达 7—8 L 之多。如果这样大量的液体不能被重吸收，必将严重影响消化吸收。吸收的机制包括简单扩散、易化扩散等被动过程，以及通过细胞膜上载体转运的主动吸收过程。

**（三）营养素进入方式**

营养素通过肠上皮细胞进入体内的途径有两条：

（1）进入肠壁的毛细血管，直接入血液循环，如葡萄糖、氨基酸、甘油和甘油三酯、电解质和水溶性维生素等，主要是通过这条途径吸收的。

（2）进入肠壁的毛细淋巴管，经淋巴系统再进入血液循环，如大部分脂肪酸和脂溶性维生素是循这条途径间接进入血液的。

# 第六节　循环系统

要达到高质量的血管灌注防腐效果，必须熟悉人体血液循环的基本知识，掌握主要灌注血管的切入血管与插管部位的解剖要点，了解防腐液在遗体内部的主要行程和途径。

## 一、人类循环系统的发现

历史上最早有关循环系统的著作是公元前16世纪的医籍中古埃及医学著作《埃伯斯氏古医籍》提到心脏及动脉之间的连接。埃及人认为空气由口腔进入体内，再进入心脏及肺，然后再由心脏开始，经血管到身体的各个部位。虽然对于循环系统的理解只有部分正确，但这是早期科学思考的证据之一。

约公元前4世纪，希波克拉底学派的物理学家发现了心脏瓣膜。英国医生威廉·哈维（William Harvey，1578—1657）则根据实验，证实了动物体内的血液循环现象，并阐明了心脏在循环过程中的作用，指出血液受心脏推动，沿着动脉血管流向全身各部，再沿着静脉血管返回心脏，环流不息，还测定出心脏每搏的输出量。

## 二、人体动脉静脉发育

### （一）动脉发育

人体的动脉是自胚胎的第四周开始，由主动脉弓及背主动脉发育。第一及第二主动脉弓退化，只形成上颌动脉及镫骨动脉。动脉系统是由第三、第四及第六主动脉弓发育而来（第五主动脉弓完全退化）。

背主动脉位于胚胎的背部，一开始是在胚胎的两侧，之后发育成动脉的基础。几乎有三十条较小的背部及两侧的动脉会从这里发育。这些分支会形成肋间动脉、手臂和腿的动脉、腰动脉及骶外侧动脉。分布背部的动脉会形成肾动脉、肾上腺动脉和性腺动脉。最后正面的动脉分支会形成卵黄动脉及脐动脉。卵黄动脉形成消化道的腹腔动脉、肠系膜上动脉及肠系膜下动脉。在出生后，脐动脉闭锁，连于髂内动脉。

**（二）静脉发育**

人类的静脉系统是由卵黄静脉、尿囊静脉及主静脉开始发育。

## 三、心血管系统的组成

**（一）淋巴系统**

广义的循环系统包括循环淋巴的淋巴系统及循环血液的心血管系统。

淋巴系统是开放的循环系统。淋巴主要由淋巴细胞、水、无机盐（主要是 $Na^+$、$Cl^-$、$K^+$、$Mg^{2+}$ 和 $Ca^{2+}$）和有机化合物（主要是碳水化合物、蛋白质和脂类）组成，氧气主要由血红蛋白运输。淋巴系统由淋巴管道、淋巴结等组成。组织液经毛细淋巴管过滤，进入毛细淋巴管即为淋巴。淋巴管的长度较血管要长很多，辅助多余的组织液回到血液中。淋巴本质是过剩的血浆，由组织液中经毛细淋巴管过滤后回到淋巴系统。

**（二）心血管系统**

狭义的循环系统也称为心血管系统或血管系统，为闭锁式循环系统。

心血管系统由心脏和血管（动脉、静脉和毛细血管）组成。

血液中包括血浆、红细胞、白细胞及血小板，血液只在心脏及血管形成的网络网格中流动，这是一组让血液循环，在细胞间传送养分（如氨基酸及电解质）、氧气、二氧化碳、激素及血球的系统。循环系统也可以抵抗疾病，并且维持体温和使体内 pH 值达到动态平衡。

心脏是血液循环的动力来源；动脉是血液离开心脏的管道；静脉是血液流回心脏的管道；毛细血管数量多、分布面积大，是物质（包括营养物质、气体等）交换的场所。

**（三）血液循环**

人体的血液循环又分为体循环（大循环）和肺循环（小循环）。

体循环从左心室通过主动脉及其分支输送含氧量高的动脉血（呈鲜红色）到全身各处的毛细血管，经过物质交换，再由毛细血管汇成的上、下腔静脉及其属分支将含氧量低的静脉血（呈暗红色）运送回右心房。

肺循环从右心室通过肺动脉及其分支输送含氧量低的静脉血到肺部毛细血管，经过气体交换，由肺内毛细血管汇成的肺静脉及其属支将含氧量高的动脉血运送回左心房。

## 四、心脏的结构

心脏位于胸腔内，呈前后稍扁、圆锥形的中空器官，相当于本人的拳头大小，重约250—300 g。心脏表面分心尖、心底、二面、三缘、四沟，心脏内部有四腔、二隔和四瓣，心脏外面还包有心包。

心尖：朝向左前下方，主要由左心室组成，位于第五肋间隙，左锁骨中线内侧1—2 cm。

心底：朝向右后上方，心底部有大血管将心脏连接于胸腔内的其他结构。

二面：胸肋面（前面）和膈面（下面）。

四沟：冠状沟、前后室间沟、房间沟、心尖切迹。

右心房：分固有心房和右心耳。上、下腔静脉收集全身的静脉血回流右心房，经右房室口（三尖瓣口）注入右心室。

右心室内的血液经肺动脉口注入肺动脉，进入肺循环。

左心房：分前（左心耳）、后二部。上下左右四条肺静脉收集来自左右二肺的动脉血回流入左心房，经左房室口（二尖瓣口）注入左心室。

左心室：分流入道和流出道（主动脉前庭）。血液从左心室经主动脉口注入主动脉，进入全身体循环。

二隔：房间隔，分隔左、右心房；室间隔分隔左、右心室，左、右两半心腔互不相通。

四瓣：左、右房室瓣（二尖瓣和三尖瓣），肺动脉瓣和主动脉瓣。

该四瓣保证血液在循环管道中只向一个方向流动。

心肌：特殊的心肌组织组成了心壁、心隔和心瓣膜，围成心腔。

心包：包裹心脏和进出心脏的大血管根部。外层为纤维性心包，内层为浆液性心包。浆液性心包的脏、壁二层之间有空腔。

心脏在循环系统中起着动力泵的作用，是保证血液在全身循环管道中向一个方向流动的物质基础。

## 五、全身的动脉管道

### （一）肺循环的动脉

起自右心室的肺动脉分为左、右肺动脉，经左、右肺门进入左、右肺，再反复分支形成肺部毛细血管。

### （二）体循环的动脉

起自左心室的主动脉，分升主动脉、主动脉弓和降主动脉三段：

升主动脉，发出左右冠状动脉，供应心脏本身。

主动脉弓，发出无名动脉、左颈总动脉和左锁骨下动脉。无名动脉（头臂干）又分右颈总动脉和右锁骨下动脉。

左、右颈总动脉在颈部两侧，分别沿左右气管食管沟向上行，在甲状软骨平面分颈内动脉和颈外动脉。颈内动脉供应脑，颈外动脉供应面部和颅顶。

左、右锁骨下动脉在胸锁关节后方，出胸廓上口到颈根部，经第一肋外缘进入腋窝（改名腋动脉），然后进入上肢（改名肱动脉），沿肱二头肌内侧沟下行到肘窝分为尺动脉和桡动脉，供应整个上肢。

降主动脉，开始于主动脉弓，以膈肌为界分为胸主动脉和腹主动脉。

胸主动脉沿脊柱左侧，向下逐渐转至脊柱前方，位于心脏和食管后方，分壁支（供应胸壁、乳房和肋间）和脏支（供应气管、食管和心包）。

腹主动脉，沿脊柱左前方，下行到第四腰椎体下缘处分为左、右髂总动脉。腹主动脉发出壁支（供应腹壁）、成对脏支（供应肾上腺、肾和睾丸或卵巢）和不成对脏支（供应胃肠道和肝胆胰脾）。

左右髂总动脉又分髂内动脉和髂外动脉。髂内动脉供应盆壁和盆腔脏器（膀胱、直肠和子宫和前列腺）。髂外动脉穿过腹股沟韧带中点深面进入下肢前面（改名股动脉），经大腿内侧下行并向后穿行至腘窝上部（改名腘动脉），再向下至腘窝下部，分为胫前动脉和胫后动脉，供应小腿和足部。

### （三）动脉分类

#### 1. 弹性动脉

弹性动脉为管径最大的动脉，通常离心脏不远，如主动脉、胸主动脉、腹主动脉、锁骨下动脉、颈总动脉。其所承受的血压最大，弹性最佳，可以利用管壁的弹性推挤血液前进。

#### 2. 肌性动脉

肌性动脉的管径较弹性动脉小，多是其分支，如股动脉、尺动脉、桡动脉。此时血管压力减弱，阻力增加，必须部分依靠平滑肌的收缩力量推动血液前进。

#### 3. 小动脉

小动脉的管径在动脉中最小，一般定义为管径小于 1 mm，如脾脏中的分隔带动脉、肾脏的入球小动脉与出球小动脉。

## 六、全身的静脉管道

### （一）肺循环的静脉

起自肺部毛细血管，反复汇合形成左右上下四条肺静脉，经左、右肺门出肺，再注入左心房。

### （二）体循环的静脉

包括上腔静脉系、下腔静脉系和心静脉系。

上腔静脉系主要收集上肢和头颈部静脉血。上肢的浅静脉汇成头静脉、贵要静脉和肘正中静脉；深静脉为尺静脉和桡静脉，汇成肱静脉，向上移行为腋静脉，再穿过腋窝移行为锁骨下静脉。颈内静脉收集头颈部的静脉血，沿颈内动脉和颈总动脉外侧下行，在胸锁关节后方与锁骨下静脉汇合成无名静脉。左、右无名静脉（头臂静脉）在右侧第一胸肋关节处合成上腔静脉，向下行注入右心房。

下腔静脉收集盆部、腹部、下肢即下半身静脉血液。下腔静脉位于脊柱前方、腹主动脉右侧，向上行经肝后面的腔静脉窝，穿膈肌腔静脉孔，注入右心房。

下肢的浅静脉汇成大隐静脉和小隐静脉，深静脉为胫前静脉和胫后静脉，胫前静脉和胫后静脉汇成腘静脉，向上进入大腿名为股静脉，在股动脉内侧穿过腹股沟韧带中点的深面移名为髂外静脉。盆壁和盆腔脏器的静脉，最后汇成髂内静脉。髂内静脉和髂外静脉汇成髂总静脉。左右髂总静脉汇成下腔静脉。

下腔静脉汇集腰腹壁静脉，肾上腺静脉、肾静脉、睾丸或卵巢静脉和肝静脉。腹腔内不成对脏器的静脉血，经门静脉入肝脏后，再经肝静脉汇入下腔静脉。

**（三）静脉血循环**

静脉含有的低氧血由两个主要的静脉即上腔静脉和下腔静脉收集，上、下腔静脉中的血液进入右心房。带血液回到心脏自身的冠状窦，也把血液输送到右心房。右心房是两个心房中比较大的一个，因为它需要装下从身体中流入的血液（相较从肺中流入的血液量更大）。血液通过右房室口（有三尖瓣）流入右心室；然后血液从右心室经由肺动脉口（有半月瓣）泵入肺动脉，经肺动脉分支进入肺中毛细血管（在这里它被氧化）；随后进入肺静脉。富氧血接着进入左心房，再通过左房室口（有二尖瓣）进入左心室。左心室比右心室的心肌更厚更强壮，因为它要把血液泵到全身（体循环）。左心室血液经由主动脉口（有半月瓣）泵到主动脉。一旦血液进入体循环，低氧血将再次被收集到静脉中（最后到上、下腔静脉），然后重复上述过程。

**（四）静脉分类**

1. 大静脉／肌肉静脉（腔静脉）

内膜：与中型静脉类似。

中膜：与中型静脉类似。

外膜：大静脉最大的特征是外膜中有多层大量纵行的平滑肌束，其间杂有胶原纤维。

2. 小静脉与中型静脉

小静脉与中型静脉依次接收毛细血管回流的血液，如肝脏的中心血管、脾脏的分隔带静脉。有些直径大于 2 mm 的静脉可以找到瓣膜，以防止血液回流。血液流至大静脉的血压最低。

**（五）动、静脉的区别**

动脉因承受较大的压力，管壁较厚，平滑肌比较发达，弹力纤维也较多，管腔断面呈圆形，具有舒缩性和一定的弹性，可随心脏的收缩、血压的高低而有明显地搏动。动脉壁的结构特点与其机能密切相关。大动脉壁弹性纤维很多，有较大的弹性。中、小动脉平滑肌比较发达，手感弹性较大，内部管腔明显。

静脉因承受压力较小，管壁薄，平滑肌和弹力纤维较少，缺乏收缩性和弹性。管壁断面较扁。静脉的管径较相应的动脉略大，但手感管壁薄，无弹性，无明显管腔。

## 七、毛细血管

毛细血管的管径约只有一个红细胞大小，分布在各组织器官。大多数状况下，毛细血管接受动脉血而流入静脉。少数具有特殊功能的毛细血管两端都连接动脉或静脉，如肝脏毛细血管前端是肝门静脉与肝动脉，后端是下腔静脉；肾小球毛细血管前端是入球小动脉，后端是出球小动脉。内分泌腺体也有类似构造，如脑垂体前叶。

毛细血管的主要组成：

（1）内膜：由内皮细胞组成，彼此间有紧密连接，构成通透障壁，防止毛细血管中的物质从细胞间隙通过。

（2）中膜及外膜：已经消失，但毛细血管最外层尚有一些细胞围绕，称为周细胞。

（3）连续性毛细血管：最内层有内皮细胞，外围的基膜完整，再外是周细胞与其自身的基膜。连续性毛细血管主要分布于肌肉、肺、中枢神经系统中，能与组织细胞交换气体、离子等小分子物质。大分子物质则须借由胞饮作用进入内皮细胞，再借胞吐作用供应周围组织。

（4）通透性毛细血管：相较于连续性毛细血管，通透性毛细血管的内皮细胞细胞质较薄，某些地方甚至形成孔洞，物质更易通过。通透性毛细血管主要分布于消化道、肾脏与内分泌腺体。

解剖学知识是遗体防腐师研究人体正常形态结构的基础，能够帮助理解和掌握人体各器官的形态结构、位置和毗邻关系，为实际操作奠定理论知识支撑，为各种技术方法提供强实的理论依据。解剖学的学习分为系统解剖和局部解剖两部分。系统解剖学是按照人体各器官、系统来研究人体的形态结构，局部解剖学则是按照身体局部来研究各器官的形态结构和相互间的位置关系。

学习时要重视标本、模型的观察和本体触摸，要学会分辨外部显露器官标点、骨性、肌性、皮肤褶皱、毛发标记与外显器官及内部的结构，结合人体分层理论的基础，为本专业所用。

# 第三章 认识微生物

学习微生物是为了了解人体外部与内部的微生物聚集密集地与原居住菌种的特点，从而针对遗体的防护消毒配合使用各类药剂，有效控制局部菌群与防腐重点。

## 第一节 微生物的世界

微生物无处不在，只要是有生命的地方，都会有微生物的存在，它们存在于人类生活环境的方方面面，如土地、空气、水、食物中。

### 一、微生物简介

微生物是用肉眼无法直接可视的一切微小生物的总称。一般需要借助显微镜才能观察，包括细菌、真菌、放线菌、原生动物、藻类等有细胞结构的微生物，以及病毒、支原体、衣原体等无完整细胞结构的生物。微生物个体微小（直径小于 0.1 mm），种类繁多（未知品种更多，且不断变异增加），是地球上最多的生命形式与族群。

人体更是地球上微生物密度最高的地点之一，微生物的数量比人体本身细胞多十倍。可以说人体部分归属人体，部分属于微生物，是二者的复合结合体。微生物是求生繁衍的高手，它们想与人类共生繁衍下去。

微生物对外是“双语交流”的，一是特有的专属化学语言（母语是专属特定菌种群之间交流使用），二是世界通用化学语言（与其他种菌种群之间交流使用），它们数量庞大，如肠类菌数量就超越了自古以来人类的数量总和。

遗体也含有数十亿计的微生物。其中某些微生物和正常人身上携带的无异，而另外一些则是个人独有。它们能够反映个体曾经待的地方、生的病与用的药。

人体原本是一个由免疫系统维持平衡的共生系统，一旦人离世，人体就成了微生物的“失控家园”。死后几秒内，人体微生物群就开始发生变化，而这些变化信息对确定死亡的大致时间，确定对应防腐等级、实际防腐操作方式等十分重要。

人停止呼吸后的几秒内，身体处于活死人游离状态。血液停止流动，身体含氧量极速下降，化学生物分解过程开始，身体组织酸化。身体中某些寄生细菌因此开始享受大餐而得以迅速繁衍，另一些则陆续死亡。体内的各种生物、化学反应还会引来虫蝇（尤其是夏季）及其他物种，这些虫蝇落脚于遗体，进入人体外部自然开放式通道或毛孔产卵，随之而来的还有它们身上的共生微生物。几天后，这些虫卵开始孵化，孵化的幼虫在享受盛宴的同时，带来了更多细菌，以及抗菌化合物。换句话说，虽然人已经处于死亡状态，人的身体却比以前任何时候都要活跃，这也会随之带来危险，了解这些“死灵生物”掌握身体微生物时钟规律，是各类科学家研究的方向，也是我们需借鉴与防护的重点。

## 二、微生物的特性

### （一）体积小，面积大

微生物体积通常很小，如一个典型的球菌，其体积约 1 $\mu m^3$，可是其相对表面积却很大，这是因为一个体积恒定的物体，被切割的越小，数量越多，其相对表面积越大。

### （二）吸收多，转化快

微生物通常具有高效的生物化学转化能力。据研究，乳糖菌在 1 个小时之内能够分解其自身重量 1 000—10 000 倍的乳糖，产朊假丝酵母菌的蛋白合成能力是大豆蛋白合成能力的 100 倍。

### （三）生长旺，繁殖快

微生物具有极高的生长繁殖速度，理论上能做到级数增长。大多数微生物生长的最佳 pH 值范围 7.0（含 6.6—7.5），仅部分低于 4.0。

**（四）适应强，易变异**

由于其相对表面积大的特点，微生物具有非常灵活的适应性或代谢调节机制。微生物对各种环境条件，尤其是在高温、强酸、高盐、高辐射、低温等十分恶劣的环境条件下的适应能力。微生物个体一般是单细胞、非细胞或者简单多细胞，即使变异频率十分低，由于繁殖快、数量多等特点，也能在短时间内产生大量遗传变异的后代。有益的变异能为人类社会创造巨大经济和社会效益，而有害变异则是人类大敌。

**（五）分布广，种类多**

由于微生物体积小、重量轻、数量多等原因，地球上除了火山中心区域等少数地方外，到处都有它们的踪迹。微生物种类多主要体现在以下五个方面：物种多样性、生理代谢类型多样性、代谢产物多样性、遗传基因多样性、生态类型多样性。

## 三、微生物的新陈代谢

微生物的代谢是指微生物（细胞）内发生的全部化学反应。微生物代谢旺盛，这是由于微生物的表面积与体积比很大（约是成年人的 30 万倍），使它们能够迅速与外界环境进行物质交换。

**（一）代谢产物**

微生物在代谢过程中，会产生多种代谢产物。根据代谢产物与微生物生长繁殖的关系，可以分为初级代谢产物和次级代谢产物两类。

初级代谢产物是微生物通过代谢活动产生，是其自身生长和繁殖所必需的物质，如氨基酸、核苷酸、多糖、脂质、维生素等。在不同种类的微生物细胞中，初级代谢产物的种类基本相同。

次级代谢产物是微生物生长到一定阶段才产生的，化学结构十分复杂，无明显生理功能，或并非是微生物生长和繁殖所必需的物质，如抗生素、毒素、激素、色素等。不同种类的微生物所产生的次级代谢产物不相同，它们可能积累在细胞内，也可能排到外环境中。

**（二）代谢调节**

微生物在长期的进化过程中，形成了一整套完善的代谢调节系统，以保证代谢活动经济而高效地进行。微生物的代谢调节主要有两种方式：酶合成的调节和酶活性的调节。前者是通过调节酶合成的数量实现代谢调控，后者是通过改变酸碱环境或酶结构来实现对代谢的调控。

## 四、微生物与人类健康

**（一）微生物与人类健康**

微生物与人类健康密切相关，多数微生物对人体是无害的。实际上，人体的外表面（皮肤）和内表面（肠道）生活着很多有益的菌群。它们产生天然的抗生素，抑制有害菌的着落与生长，它们也协助吸收或自制一些人体必需的营养物质（维生素和氨基酸）。但是也有一些微生物能引起人类与动植物的疾病，这些微生物叫做病原微生物或病原。

**（二）微生物对人类影响**

微生物对人类最重要的影响是导致传染病的流行。在人类疾病中有50% 是由病毒引起。世界卫生组织公布资料显示：传染病的发病率和病死率在所有疾病中占据第一位。此外，微生物致病的原因也有些是因为腐败性微生物能造成物质发霉腐烂。但微生物也有益的一面，它们可用来生产食物与酒，还有大量的抗生素也是从放线菌的代谢产物中筛选出来。

**（三）重视微生物**

无知者无畏。对于微生物中细菌、真菌、病毒的了解是为了使本行业的操作人员与广大社会群体能对微生物心怀敬畏之心，无法直接观察到的并不等于不存在，就可忽略。无形未知的风险才是最需防范与极度高危的，它们每时每刻都存在着、潜伏着，这也是本专业高风险的原因之一。

# 第二节 细 胞

## 一、细胞简介

细胞是生物体结构和功能的基本单位，被称为生命的积木，它是除了病毒之外（病毒仅由DNA/RNA组成由蛋白质和脂肪包裹其外）所有具有完整生命力生物的最小单位。

生物界由两种细胞构成：原核细胞和真核细胞。细菌界和古菌界的生物由原核细胞构成。

生命最先演化成原核细胞，它是地球上存在生命的最初15亿年间唯一的生命形式。而真核细胞的特点是其内部包含了以膜封围的细胞核来存储DNA。

## 二、细胞分类

### （一）原核细胞

原核细胞比真核细胞更简单也更小，它没有真核细胞具有的细胞核和各种的细胞器。原核细胞分两种——细菌和古菌，他们拥有相似的结构。构成原核细胞核物质的是直接与细胞质接触的单个染色体。这个未与细胞质完全隔离的区域称为拟核。

原核细胞包含以下结构：

（1）外形，鞭毛和纤毛保护细胞的表面。由蛋白质构成的这种结构使得细胞可以自由运动并且方便细胞间的通讯（并非所有原核细胞都包含鞭毛或纤毛）。包围着细胞的是胞外被膜——通常包括细胞壁及其下层的细胞膜，但是有些细菌在其外层覆盖着荚膜。包膜增强细胞的坚硬度，并通过保护性的过滤功能将细胞与其外部环境隔离。多数的原核生物具有细胞壁，但支原体（细菌）和古细菌例外。

（2）细菌的细胞壁由肽聚糖构成，作为第二道屏障隔离外界的干扰。它同时可以防止细胞由于过度膨胀及高张环境下的渗透压而破裂。

（3）细胞内部是细胞质，包含了染色体组（DNA）、核糖体和各种其他的包括物。染色体通常是一个环形的分子。

虽然原核细胞没有细胞核，但是紧缩后的DNA会形成拟核。原核细胞拟核外可携带环形的外因子控制的DNA，称为质粒；质粒可提供额外的功能，如对抗生素的耐药性。

### （二）真核细胞

细胞核是真核细胞命名的由来，它的意思是"真正带细胞核的细胞"。原生生物、真菌、植物和动物均由真核细胞构成。

生物可分为单细胞生物（仅由单个细胞构成，包括大多数的细菌）和多细胞生物，植物、动物、真菌、黏菌、原生动物，及藻类均属于真核生物。这类细胞，其宽度可达典型原核细胞宽度的15倍，而体积可达原核细胞的1 000倍。

### （三）原核细胞与真核细胞区别

原核细胞和真核细胞的最大不同点在于真核细胞内包含有以膜为边界的隔间，这些隔间是进行特定新陈代谢活动的场所。其中最重要的是细胞核，这个隔间正是遗传物质DNA的所在地。

原核细胞中细胞膜的功能与其在真核细胞中的功能类似，仅在结构上有些微不同。真核细胞可能有也可能没有细胞壁。

表3.1　原核细胞和真核细胞特性比较表

| | 原核细胞 | 真核细胞 |
| --- | --- | --- |
| 特征生物 | 细菌，古菌 | 单细胞生物，真菌，植物，动物 |
| 大小 | 1—10 μm（最小的细菌，类菌质体，其的直径在0.1—1.0 μm之间） | 10—100 μm<br>（大多动植物细胞直径一般在20—30 μm间。） |
| 细胞核类型 | 拟核；无细胞核 | 包覆于双层膜中的细胞核 |
| DNA | 环状（大多数） | 线性分子（与组织蛋白构成染色体） |
| RNA/蛋白质合成 | 在细胞质中同步完成 | RNA在细胞核中合成<br>蛋白质在细胞质中合成 |

（续表）

| | 原核细胞 | 真核细胞 |
|---|---|---|
| 核糖体 | 50 S + 30 S | 60 S + 40 S（S 沉降系数单位） |
| 细胞质结构 | 极简单的结构，非常少的细胞器 | 高度结构化，包含多个内膜细胞器和一个细胞骨架 |
| 细胞的运动 | 由鞭毛蛋白构成的鞭毛驱动 | 由包含微管的鞭毛和纤毛驱动；或由包含肌动蛋白的板状伪足和微刺驱动 |
| 线粒体 | 无 | 包含一个到成千上万个（有一些不包含） |
| 叶绿体 | 无 | 藻类和植物中 |
| 组织结构 | 通常存在于单细胞体中 | 单细胞体，群体生物，高级的多细胞生物 |
| 细胞分裂 | 二元分裂繁殖（简单分裂） | 有丝分裂（分裂或芽殖）减数分裂 |

真核细胞的 DNA 排列成一个或多个线性分子，与组织蛋白紧扣而形成染色体。所有的染色体被保存在细胞核内，由核膜将其与细胞质分隔开。某些细胞器例如线粒体拥有自身的 DNA。很多真核细胞长有“初生纤毛”。初生纤毛在嗅觉感觉、机械感觉和热感觉等功能上发挥着重要的作用。因此纤毛“可被视为传感器似的触角，用以协调大量的细胞信号传导，有时为纤毛运动，或者是另一种情况下为细胞分裂和变异传递信息”。真核细胞可以通过纤毛或鞭毛来移动。其鞭毛比原核细胞更复杂。

## 三、人体细胞

人体中由细胞分化形成组织，由上皮组织、肌肉组织、结缔组织、神经组织等几种不同的组织按照一定的次序结合在一起形成具有一定功能的器官，再由能够共同完成一种或几种生理功能的多个器官按照一定的次序组合在一起形成系统，最后由消化系统、呼吸系统、循环系统、泌尿系统、运动系统、生殖系统、内分泌系统和神经系统等八大系统构成完整的人体，因此人体的结构层次由小到大依次是细胞→组织→器官→系统→有机体（人体）。

细胞是人体的基本单位。人体约有40万亿—60万亿个细胞，细胞的平均直径在10—20 μm之间。除成熟的红细胞和血小板外，所有细胞都至少有一个细胞核，这是调节细胞生命活动、控制分裂、分化，遗传，变异的控制中心。人体细胞中最大的是成熟的卵子，其直径在200 μm左右；最小的是血小板，直径只有约2 μm。

**（一）人体细胞主器官**

人体细胞其主要构成为细胞核、核仁、核糖体、细胞质、粗糙内质网、平滑内质网、高尔基体、囊泡、溶酶体、线粒体、细胞骨架、细胞膜、中心体、中心粒。

1. 细胞核

细胞核具有双层膜的细胞器，是操控整个细胞的控制站。主要携带遗传物质（DNA），包括染色体（脱氧核糖核酸加上一些特殊的蛋白质）、核糖核酸等；核膜上有许多小孔称作核孔，由数十种特殊的蛋白组成特别的构造，容许一些物质自由通过，但是分子量很大的核糖核酸、蛋白质就必须依赖这些蛋白辅助，以消耗能量的主动运输，来往于细胞质跟细胞核之间。

细胞分裂期间可以看到细胞核中最显著的构造——核仁，其组成为核糖体RNA，以及合成核糖体所需的蛋白质。除核仁外，细胞核中还有许多其他核细胞器，如柯浩体，PML体等。有趣的是，有些细胞为了执行特别的工作而没有细胞核，如哺乳纲动物的红细胞为了减少消耗携带的氧气，所以成熟后没有细胞核；植物的筛管、导管、假导管为了运输功能，成熟后没有细胞核。

2. 核仁

核仁是真核细胞的细胞核中最大的结构，其主要功能是合成与组装核糖体。其他功能还包括组装信号识别颗粒，同时也是细胞压力反应的一部分。

3. 内质网

内质网有一部分的细胞核核膜会向细胞质延伸，形成许多相通的小管与囊袋，构成迷宫状的网络，称为内质网，部分内质网上附着着核糖体，称为粗面内质网，其他的部分则称为滑面内质网。而光面内质网上有特殊的酶系统，负责合成脂质，也能够氧化有毒物质以减低毒性，在肝脏协助可调节血糖，在肌肉细胞可储存许多钙离子协助肌肉收缩；粗面内质网则和蛋白质的合成有密切关联，附着在粗面内质网的核糖体所制造的蛋白质，主要运送到膜上，或是分泌出细胞之外。

4. 核糖体

核糖体负责合成蛋白质的细胞器，由大、小两个次单元组成，次单元之中有核糖体 RNA 和核糖体特有的蛋白质，在细胞质中，接受细胞核的遗传讯息、细胞外的刺激讯息，以合成蛋白质，可分为游离核糖体与附着核糖体，前者所制造之蛋白质专用于细胞质内部（不含细胞器内部），后者则先经过内质网腔修饰，以小囊泡运输到高尔基体做进一步的分类与修饰，完成的蛋白质主要包装在细胞器之中、运到膜上、或是运出细胞之外。

5. 高尔基体

高尔基体由好几个扁平的囊袋相叠而成，而且有固定的方向性，彼此之间并不相通。主要负责蛋白质的修饰、分类与输送，从粗面内质网合成的蛋白质被包在小囊泡中首先送到高尔基体，在这里一些酶会将蛋白质修饰，例如加上一段特别的糖类标记，而许多脂质、糖类也会在这里合成并且修饰，随后再利用小囊泡往外运输。

6. 细胞质

细胞质含有维持生命现象所需要的基本物质，例如糖类、脂质、蛋白质、与蛋白质合成有关的核糖核酸，因此也是整个细胞运作的主要场所，透过细胞膜外接收的讯息、细胞内部的物质，共同调节基因的表现，影响生理活动。另外，细胞质内部也有多种网状构造，称为细胞骨架，可以协助维持细胞形状，也能引导内部物质的移动，一些细胞骨架会于细胞分裂时，形成可以透过染色而观察的纺锤丝，有一些骨架更能帮助细胞运动。

7. 细胞膜

细胞膜为细胞与环境之间以及细胞器与细胞质之间的分界，能够调节物质的进出，而膜上的蛋白质有许多种类，有的可以适时协助物质进出，有的能够传递讯息，有的则负责防御（免疫系统）的功能。细胞膜（又称原生质膜）为细胞结构中分隔细胞内、外不同介质和组成成分的界面。原生质膜普遍认为由磷脂质双层分子作为基本单位重复而成，其上镶嵌有各种类型的膜蛋白以及与膜蛋白结合的糖和糖脂。原生质膜是细胞与周围环境和细胞与细胞间进行物质交换和信息传递的重要通道。原生质膜通过其上的孔隙和跨膜蛋白的某些性质，达到有选择性的，可调控的物质运输作用。

8. 溶酶体

溶酶体是单层膜的囊状细胞器，内部含有数十种从高尔基体送来的水解酶，这些酶（或是称酵素）在弱酸的环境下（通常为pH值5.0）能有效分解生命所需的有机物质。许多被细胞吞噬的物质，会先形成食泡，然后跟溶酶体融合并且进行消化。另外溶酶体也对老旧、损坏的细胞器和细胞质进行分解，产生的小分子随后可再次被细胞利用，一旦溶酶体破裂释放出水解酶，细胞就会被分解。许多细胞凋亡的程序都与溶酶体有关，例如：蝌蚪变成青蛙尾巴的消失、人类胚胎手指的形成。

9. 液泡

液泡是另一种囊状的单层膜细胞器，在细胞中扮演不同角色，形状可大可小。通常植物的液泡较大。在原生动物体内，例如草履虫，液泡扮演伸缩泡的角色，将过多的水分收集并排出体外；大多数植物细胞液泡在细胞成熟后，占有大部分的细胞体积，可以储存水分、存放色素，有些种类植物的液泡更能够协助光合作用的进行，另外液泡也有一个很大的功能：协助细胞往大体积的方向演化同时，能够使得细胞质的表面积变大，有利物质交换。

10. 线粒体

主要协助细胞呼吸，并且产生细胞使用能量最直接的形式，三磷酸腺苷。特别的是线粒体有自己的遗传分子，与细胞核的遗传物质不同，只遗传到这个细胞器的子代细胞器，而不是子代细胞，能够让线粒体自我分裂增殖，制造本身需要的一些蛋白质，但是仍有一些调节控制的过程受到细胞核的影响，更重要的是，线粒体基因只在母系遗传，不遵守孟德尔遗传律，有助于研究人类演化的研究。必须特别注意的是，“线”粒体不应该误写为“腺”粒体。线粒体之所以如此称呼，是因为其在显微镜下有两类主要的外观，是一种双层膜的细胞器，外膜平滑，内膜则朝内部形成皱褶状的构造称为折襞，目的是为了增加生理作用的表面积，折襞之间充满底物，其中有许多的代谢反应进行。

**（二）细胞的生长、分化与凋亡**

1. 细胞生长

细胞生长到一定程度，不是繁殖就是死亡。细胞分裂后产生的新细胞生长增大，随后又平均地分裂成两个和原来母细胞“一样”的子细胞，细胞这种生长与分裂的循环称细胞周期。较为普遍的细胞分裂方式为有丝分裂和减数分裂，在生物的个体发育中，这两种分裂方式交替发生，以保证生物种族的延续。

2. 细胞分化

细胞分化是个体发育过程中细胞之间产生稳定差异的过程。细胞分化是指同源细胞通过分裂，发生形态、结构与功能特征稳定差异的过程。

细胞分化的实质是基因选择性表达的结果，在个体发育过程中基因按照一定程序相继激活的现象，称为基因的差次或顺序表达。即在同一时间内不是所有的基因都具活性，而是有的有活性，有的无活性，有些细胞的这部分基因有活性，有些细胞则是另外一些基因有活性。组织特异性基因和管家基因：一类是维持细胞最基本生命活动的基因，是所有一切细胞都需具备的，由此译制基本生命活动所必需的结构和功能蛋白，这类基因称“管家基因”，它们与细胞分化关系不大，如编码与细胞分裂、能量代谢、细胞基本建成有关的蛋白质的基因属此类。另一类是译制特异蛋白质的基因，与细胞的基本生存无直接关系，但与细胞分化关系密切，被称为“奢侈基因”。

3. 细胞的凋亡

多细胞有机体细胞的衰老，依寿命长短不同可划分为两类，即干细胞和功能细胞。干细胞在整个一生都保持分裂能力，直到达到最高分裂次数便衰老死亡。如表皮生发层细胞，生血干细胞等。

细胞死亡是细胞衰老的结果，是细胞生命现象的终止。包括急性死亡（细胞坏死）和程序化死亡（细胞凋亡）。细胞死亡最显著的现象，是原生质的凝固。事实上细胞死亡是一个渐进过程，要决定一个细胞何时死亡是较困难的。除非用固定液等人为因素瞬间使其死亡。细胞凋亡是一个主动的由基因决定的自动结束生命的过程。

**（三）巨噬细胞**

对于遗体防腐而言，在人体中最值得关注的是巨噬细胞，它们是能吞噬和杀灭胞内寄生虫、细菌、肿瘤细胞，以及自身衰老和死亡的细胞，并能发挥机体的免疫防御、免疫自稳、免疫监视功能的抗原递呈细胞。巨噬细胞系统又称网状内皮系统，是人体内具有吞噬功能的各种细胞的总称。

巨噬细胞是一种位于组织内的白细胞，源自单核细胞，而单核细胞又来源于骨髓中的前体细胞。巨噬细胞和单核细胞皆为吞噬细胞，在脊椎动物体内参与非特异性防卫（先天性免疫）和特异性防卫（细胞免疫）。它们的主要功能是以固定细胞或游离细胞的形式，对死亡细胞、细胞残片及病原体进行噬菌作用（吞噬与消化），并激活淋巴细胞或其他免疫细胞，加快其对病原体反应的时间。

1. 巨噬细胞的生命周期

当单核细胞经血管的内皮细胞层进入已受损的组织时（这过程被称为白细胞外渗作用），它经过一连串转变最后成为巨噬细胞。单核细胞会因化学趋向性而受化学物质的刺激吸引至受损处，这些刺激包括受伤细胞、病原体、由肥大细胞和嗜碱性粒细胞所释放的组胺，以及由已于该处的巨噬细胞释出的细胞因子。如中性粒细胞（0.2—0.4 μm）浅红或浅紫色的特有颗粒，细胞核呈杆状或2—5分叶状，叶与叶间有细丝相连，中性粒细胞具趋化作用、吞噬作用和杀菌作用，中性粒细胞来源于骨髓，具有分叶形或杆状的核，胞浆内含有大量既不嗜碱也不嗜酸的中性细颗粒，这些颗粒多是溶酶体，内含髓过氧化酶、溶菌酶、碱性磷酸酶和酸性水解酶等丰富的酶类。中性粒细胞在杀死吞噬的细菌等异物后，本身也死亡，死亡的中性粒细胞称为脓细胞。在某些地方，如睾丸，巨噬细胞已被证实会透过增殖以移殖于此，与寿命较短的中性粒细胞不同，其寿命可达数个月至数年不等。

2. 巨噬细胞的吞噬

巨噬细胞有一个重要角色，它们驻守在一些战略位置，如肺脏、肝脏、神经中枢的组织、骨、脾脏及结缔组织，以摄取外来物质如尘埃和病原体。大部分固定巨噬细胞负责移除肺中的尘埃及坏疽碎片，当这些细胞死去时，就会被巨噬细胞所摄取，在有需要时，还会召集游离巨噬细胞。

当病原体被巨噬细胞吞噬后，病原体会被困于食物泡中并稍后与溶酶体融合。在溶酶体中，酶和有毒物质如过氧化物会把侵入者消化。但一些细菌如结核分枝杆菌及利什曼原虫等病原体则对此消化方法产生抵抗及规避，巨噬细胞可以同时消化多过一百个细菌，然而，它们最终会死于自己分泌的消化混合物。

3. 巨噬细胞特异性免疫

巨噬细胞是一种具多用途多功能的细胞，其中有一个重要的功能就是启动一个免疫反应。另外，作为一个分泌细胞，单核细胞及巨噬细胞对于免疫反应的调整和炎症的发展尤为必需。这是因为它们会大量地产生出一系列强劲的化学物质（单核因子），其中包括酶、补体蛋白和调节因子如白细胞介素。同时，因为它们身上有淋巴因子感受器，因此可以被激活为仅追击单一的入侵微生物或者肿瘤细胞的状态。

在病原体被消化后，巨噬细胞会把相应抗原（一个分子，常为病原体表面的蛋白质并被免疫系统作辨别之用）呈递予对应的辅助型 T 细胞。呈递过程中，它们将这些抗原整合至细胞膜，并把抗原结合在主要组织相容性复合体分子之上以告之其他白细胞，虽然它有抗原在其表面，但它并非病原体。

随后，抗原呈递导致了抗体的产生。产生的抗体会依附在病原体的抗原上，这使病原体更易被巨噬细胞的细胞膜黏着，甚至被巨噬细胞所吞噬，使得吞噬细胞可以更好地清除细菌。

巨噬细胞亦会针对肿瘤细胞和一些受菌类或寄生物所感染的细胞做出防卫。

当一个 T 细胞辨认出异常细胞表面的独特抗原时，T 细胞会变成一个活跃的效应细胞以释放一种被称之为淋巴因子的化学介质，而这种物质会刺激巨噬细胞令其变得更具侵略性。其后，这些被激活的或“加强的”巨噬细胞则更容易去吞噬及消化这些已受感染的细胞。这种巨噬细胞是不会对抗原产生特异性防卫反应，反而会攻击所有在它被激活之地周围的细胞。

4. 巨噬细胞居所

大部分的巨噬细胞会聚集在一些易于被微生物入侵或囤积尘埃的组织器官中。每一种固定巨噬细胞都会因所在部位的不同而得到不同的特定名称。

表 3.2　不同位置的巨噬细胞

| 名　　称 | 位　　置 |
|---|---|
| 肺泡巨噬细胞 | 肺的肺泡 |
| 组织细胞 | 结缔组织 |
| 神经胶质细胞 | 神经组织 |
| 上皮样细胞 | 肉芽肿 |
| 蚀骨细胞 | 骨 |
| 窦内皮细胞 | 脾 |
| 系膜细胞 | 肾 |

5. 吞噬细胞的非有效吞噬引起的反作用

巨噬细胞不是每次都能同敌人共同消亡，有时也会误伤朋友或彻底惨败。

如当与流行性感冒展开“战斗”时，巨噬细胞会被派至喉咙。但是在杀手 T 细胞将感冒病毒找出前，巨噬细胞作用是破坏多于帮忙，它们不只破坏受感冒病毒感染的喉咙细胞，亦会破坏感染位处附近未被感染的细胞，属于局部全破坏。

还有当人体受到人体免疫缺损病毒（HIV）感染时，T细胞、巨噬细胞也会受到感染，更可怕的是转换为在身体之中持续复制产生病毒的仓库。

最后巨噬细胞亦会帮助癌细胞增生，它们会被吸引到缺氧（低氧）的肿瘤细胞附近并促进慢性炎症。巨噬细胞会释出致炎物质如肿瘤坏死因子，从而激活NF-κB的基因。其后，NF-κB会进入肿瘤细胞核并启动多种可以停止细胞凋亡及促进细胞增生及发炎的蛋白质的产生。

细胞与巨噬细胞是微观防腐控制的最终目的与起因，如巨噬细胞反叛后产生的连锁反应就是防腐控制的主要目标之一，这是由于他们的庞大数量与结构突变，会导致腐败速度递增。

# 第三节　细　菌

## 一、细菌简介

细菌是生物的主要类群之一，人体是大量细菌的栖息地，在皮肤表面、肠道、口腔、鼻子和其他身体部位都可以找到细菌。细菌是肉眼看不到的单细胞生物。广义的细菌即为原核生物，是指一大类细胞核无核膜包裹，只存在称作拟核区裸露 DNA 的原始单细胞生物，也是所有生物中数量较多的一类，据估计，这世界上约有 $5\times10^{30}$ 种细菌。细菌是非常古老的生物，大约出现于 37 亿年前。

## 二、细菌结构

细菌的结构简单，一般是单细胞，缺乏细胞核以及膜状结构的细胞器，例如线粒体和叶绿体。胞壁坚韧，多为二分裂繁殖和水生性强的原核生物，根据细胞壁的组成成分，细菌分为革兰氏阳性菌和革兰氏阴性菌。有些细菌细胞壁外有多糖形成的荚膜，形成了一层遮盖物或包膜。荚膜可以帮助细菌在干旱季节处于休眠状态，并能储存食物和处理废物。

## 三、细菌的存在方式

### （一）细菌的存在

细菌大多喜好温暖、潮湿和有机质存在的地方，而且常常散发一股特殊的臭味和酸败味。

细菌对环境、人类活动有很大的影响，既有利又有害。

细菌广泛存在于人体内外及四周。1 克的土壤大约含有 4 000 万只细菌，1 毫升的纯水则约含有 100 万只细菌，细菌的生物量远大于世界上所有动植物体内细胞数量的总和。据估计，人体内及表皮上的细菌细胞总数约是人体细胞总数的十倍。此外，细菌还有部分种类分布在极端的环境中，例如温泉、放射性废弃物、航天飞机等环境中，其中最著名的种类之一是海栖热袍菌（生活在海底火山）。

**（二）细菌的两面性**

1. 致病与传播性

对于细菌，很多人都会有厌恶感，认为细菌会致病，给人们的健康带来不利的影响。一些细菌作为病原体，是许多疾病的起因，包括破伤风、伤寒、肺炎、食物中毒、霍乱、肺结核、淋病、炭疽病、梅毒、鼠疫、沙眼等在内的疾病都是由细菌引发。感染方式包括接触、空气传播、食物、水和带菌微生物。此外，不少腐败菌也常引起各种食物和工农业产品腐烂变质，还有细菌会引起作物病害。

2. 为细菌平反

其实大部分的细菌对人是无害的，病原体也可以用于生产抗生素（杀菌型和抑菌型），例如链霉素即是由链霉菌所分泌的。人们也常利用细菌与酵母菌及其他种类的真菌一起用于发酵食物，如利用空气中的醋酸菌使酒转变成醋。

有些人体肠道细菌不但能与身体和平共处，还有益于人体。如嗜乳酸杆菌（乳酸菌），可降低 pH 值和减少食物中其他的微生物，有预防胃肠道感染的作用。大肠杆菌（肠道细菌），助消化并保持身体健康。肠道菌群在新细胞形成，肠道再生，膳食纤维发酵和生产脂肪酸发挥重要作用，还产生复合维生素 B 和维生素 K，是人必不可少。双歧杆菌可促进人体的发育，维持和提高免疫力，延缓机体的衰老，双歧杆菌数量的多少也是人体是否健康的标志之一。

异养的腐生细菌是生态系统中重要的分解者，使碳循环能顺利进行。部分细菌会进行固氮作用，使氮元素得以转换为生物能利用的形式。细菌能降解多种有机化合物的能力也常被用来清除污染，称作生物修复。如利用嗜甲烷菌来分解三氯乙烯和四氯乙烯污染和沼气、污水处理。而在海底火山和在冷泉中，细菌则是靠硫化氢和甲烷来产生能量，他们的适应力远超你的想象。

3. 细菌形态

细菌无论是在体型上或型态上都具有相当巨大的变异。

（1）细菌大小

细菌的大小大约是真核生物细胞的十分之一，大约 0.5—5.0 μm 长。然而，有一些种类（如纳米比亚嗜硫珠菌）也可以达半毫米长，甚至用肉眼就可以辨识。最小的细菌是霉浆菌，长度大概只有 0.3 μm，与最大的病毒差不多大。有些细菌甚至更小为超微细菌，是细微细菌的通称。

（2）细菌形态

细菌形态有球、杆状和螺旋状三大类，极少数为其他形状（丝状、三角形、方形和圆盘形等）。

① 球形的细菌称为球菌，根据分裂的方向及随后彼此的连接方式又可分为单球菌、双球菌、四联球菌、八叠球菌、链球菌和葡萄球菌等。

② 杆状（棒状）的细菌称为杆菌，其细胞外形较球菌复杂，常有短杆状、棒杆状、分枝状、螺杆状等；按杆菌细胞的排列方式则有链状、栅状、“八”字状以及由鞘衣包裹在一起的丝状等。

③ 螺旋状的细菌称为螺旋菌，若螺旋不足一环者则成为弧菌，满 2—6 环的小型、坚硬的螺旋式细菌称之为螺菌，旋转周数多、长而柔软的螺旋状细菌称为螺旋体。

④ 其他类还有一小部分的细菌是二十面体或是立方体。在地壳深处还发现一种细菌，这种细菌生长成为具有星形横截面分枝丝状类型，这种大表面积与体积比的形态使这些细菌在营养贫乏的环境占有优势。

三种形态的细菌之中，杆菌最常见，球菌次之，螺旋状的最少。细菌运动时个体会有所延展。

**4. 细菌繁殖**

细菌以无性方式进行繁殖，最主要的方式是二分裂法：一个细菌细胞壁横向分裂，形成两个子代细胞，在分裂的同时产生遗传重组。单个细菌也会通过如下几种方式发生遗传变异：突变（细胞自身的遗传密码发生随机改变），转化（无修饰的 DNA 从一个细菌转移到溶液中另一个细菌中，并成功整合到该细菌 DNA 或质粒上，使之具有新的特征），转染（病毒的或细菌的 DNA，或者两者的 DNA，通过噬菌体这种载体转移到另一个细菌中），细菌接合（一个细菌的DNA通过两细菌间形成的特殊的蛋白质结构，接合菌毛，转移到另一个细菌）。细菌可以通过这些方式获得基因片段，通过分裂，将重组的基因组传给后代。许多细菌都含有异源的DNA片段。

当细菌处于温度、湿度、空气、营养等丰富的环境中时，会快速繁殖，呈指数级增长。细菌分裂速度相当快，约每隔数十分钟即分裂一次，故在短短一小时内，就有2—3代产生。最后，可以形成肉眼可见的集合体，例如菌落。有些细菌可以形成芽孢结构，芽孢能够耐受高温、干旱、强辐射等极端恶劣，有利于其度过严峻的环境，保持自身的延续。

**5. 细菌代谢**

细菌具有许多不同的代谢方式。一些细菌只需要二氧化碳作为它们的碳源，被称作自养或自营生物。通过光合作用从光中获取能量的，称为光合自养生物。从氧化化合物中获取能量的，称为化能自养生物。依靠有机物形式的碳作为碳源，称为异养或异营生物。异营细菌需从体外摄取有机物以维生，若有机物为尸体，则称为腐生菌；若其有机物来自活体，则称为寄生菌。自营细菌可以利用光能或化学能，将无机物自行合成有机养分。

细菌正常生长所需要的营养物质包括氮、硫、磷、维生素和金属元素（例如钠、钾、钙、镁、铁、锌和钴）。

**6. 细菌与氧气**

根据细菌对氧气的反应，可以将其分为以下三类：

只能在氧气存在的情况下生长，称为需氧菌；

只能在缺氧气情况下生长的，称为厌氧菌；

还有些无论有氧无氧都能生长，称为兼性厌氧菌。

需氧菌、厌氧菌、兼性厌氧菌也是防腐中讨厌的菌种之一。

# 第四节 真 菌

## 一、真菌简介

真菌是真核生物中的一大类群，包含酵母、霉菌之类的微生物。真菌自成一界，独立于植物、动物和细菌其他真核生物。

真菌的细胞有以甲壳素（又叫几丁质、壳多糖）为主要成分的细胞壁，与动物同为异营生物，以其他生物制造的有机物为碳源，通常以渗透营养的方式取得养分，即分泌酵素分解环境中的有机物后，再以扩散作用将小分子养分吸收到细胞中。真菌不能进行光合作用，其成长型态与植物一样不能移动，但可以通过菌丝的延长拓展栖地，也能通过经由有性或无性生殖产生的孢子进行长距离的传播（某些孢子还具有鞭毛，可在水中移动）。真菌是生态系统中的主要分解者，且在生态系统的物质循环中扮演重要角色，特别是纤维素或木质素的分解。

## 二、真菌的多样性

真菌广泛分布于全世界各地，包括气候极端的环境如沙漠、深海以及受辐射污染的地区，有些种类对辐射的抗性极强，某些地衣甚至可以抵挡高强度的宇宙射线与紫外线，在人造卫星上的研究站存活。但多数真菌体型很小，常被人所忽略，大多数真菌生长在陆地上，但有些真菌生活史的部分或全部阶段生长于水中。

真菌可与动物、植物或其他真菌产生互利共生或寄生等交互作用，例如与植物形成菌根，蕈类还会产生称为孢子果的大型子实体，以及与藻类或蓝绿菌形成地衣。部分真菌中的生物碱与聚酮等物质具有生物活性，被称为真菌毒素，对人类有毒。一些物种的孢子含有精神药物的成分。某些真菌可以分解人造的物质及构建物。

真菌各门的物种之间不论是在生态、生活史及形态（从单细胞水生的壶菌到巨大的菇类）都有很巨大的差别。人类真正了解的真菌种类十分有限，预估真菌约有 220 万—380 万个物种，但目前已发表的仅有 12 万种。许多真菌是单细胞生物，不形成菌丝，通称为酵母菌；也有些真菌（双态性真菌）同时具有酵母菌与菌丝两种形态；有趣的是还有超过 70 种真菌可以发光。真菌中以蘑菇与霉菌形态上的特征而得名，特别是霉菌也是防腐需要控制的菌群之一。

## 三、真菌结构形态

### （一）真菌结构

真菌是真核生物，可能有一个细胞核或多个细胞核。真菌以菌丝的形式生长，菌丝是直径为 2—10 μm 的圆柱体丝状结构，可长达数公分。菌丝一般自其顶端往前生长，新的菌丝形成通常是由旧有菌丝的中间产生了一个新的生长点，而长出新的分支，也有些情况是生长中的菌丝顶端分岔成两条菌丝。菌丝成长后相互交错，成为真菌的营养构造菌丝体。

虽然真菌属于后鞭毛生物，其共祖有一根后生的鞭毛，但除了壶菌门以及原本属于壶菌门的新美鞭菌门和芽枝霉门外，其他真菌都已经失去了鞭毛。真菌的另一项特征是多数种类具有以几丁质与葡聚糖构成的细胞壁。

### （二）菌丝结构

真菌的菌丝常是肉眼可见的。例如在发霉的墙壁或腐败的食物上常可见到，这种菌丝体俗称霉菌；实验室培养基上的菌丝则一般称为菌落，菌落的形状与颜色常是鉴定真菌的重要指标。有些真菌相当长寿，且可长到非常大的体积，美国马卢尔国家森林的一个蜜环菌菌落已生长到超过 900 公顷，其生长时间推测已超过 9000 年。

## 四、真菌的繁殖

### （一）依赖与顽强

传统真菌被认为是异营生物，只能依赖其他生物固碳形成的有机碳为碳原，演化造成真菌的代谢能力相当多样化，可以分解各式各样的有机物，有些种类甚至可能使用黑色素从伽马射线等辐射中获取能量繁殖。

**（二）多繁殖方式**

真菌的繁殖机制相当复杂，据统计有超过三分之一的真菌物种采用一种以上的方式繁殖，例如无性时期产生无性孢子，有性时期又产生不同种类的有性孢子。不同的环境刺激可以启动特定基因表现，让真菌长出不同的特化结构以产生无性或有性孢子。

## 五、真菌的应用

许多真菌产生的代谢物也可作为药物。最著名的便是包括青霉素在内的抗生素。在自然界中，真菌或细菌产生的抗生素通常有两种功用，一是高浓度时作为抑制其他微生物生长的抑制剂，以避免其他微生物与自己竞争资源，二是低浓度时作为物种内或物种间群体感应的讯息传递分子。

## 六、致病机制

有些真菌能引发感染而造成疾病，不过许多动植物已演化出抵抗真菌感染的机制，而真菌也会不断（产生新的变异真菌），例如增加基因重组与 DNA 修复以修补被宿主免疫机制破坏的 DNA。

对人类有致病性的真菌约有 300 多个种类，致病性真菌几乎都是霉菌。根据侵犯人体部位的不同，将致病真菌分为浅部真菌和深部真菌。

**（一）浅表真菌病**

感染仅仅局限于皮肤角质层的最外层，极少甚至完全没有组织反应，感染毛发时也只累及毛发表面，很少损伤毛发。主要包括：花斑癣、掌黑癣和毛结节菌病。

**（二）皮肤真菌病**

感染累及皮肤角质层和皮肤附属器，如毛发、甲板等，能广泛破坏这些组织的结构并伴有不同程度的宿主免疫反应；这类真菌感染中最常见的是皮肤癣菌病，其他真菌引起的感染还包括皮肤念珠菌病等。

皮肤癣菌病根据不同的发病部位可以分为足癣（俗称“脚气”）、手癣、体癣、股癣、甲癣以及头癣等各类癣病；在世界范围内广泛发生，是最常见的真菌性疾病，发病率高。

**（三）皮下真菌病**

感染皮肤、皮下组织，包括肌肉和结缔组织，一般不会经血液流向重要脏器播散；但有些感染可以由病灶向周围组织缓慢扩散蔓延，如足菌肿等；也有些则沿淋巴管扩散，如孢子丝菌病、着色芽生菌病。免疫受损患者的皮下真菌具有潜在的播散全身的危险。

**（四）系统性真菌病**

除侵犯皮肤和皮下组织外，还累及组织和器官，甚至引起播散性感染，又称为侵袭性真菌感染。由于高效广谱抗生素、免疫抑制剂、抗恶性肿瘤药物的广泛应用，器官移植、导管技术以及外科其他介入性治疗的深入开展，特别是 AIDS“艾滋病”人免疫缺陷病毒的出现，致病性真菌引起的系统性真菌病日益增多，新的致病菌不断出现，病情也日趋严重。主要包括念珠菌病、曲霉病、隐球菌病、接合菌病和马内菲青霉病等。

## 七、霉菌

**（一）霉菌简介**

霉菌是形成分枝菌丝的真菌的统称，即“发霉的真菌”。它能形成分枝繁茂的菌丝体，但不产生大型的子实体，在潮湿温暖的地方，有肉眼可见的绒毛状、絮状或蛛网状的菌落，那就是霉菌。

霉菌在分类上属于真菌门的各个亚门。构成霉菌体的基本单位是菌丝，呈长管状，宽度 2—10 μm，可不断自前端生长并分枝；无隔或有隔，具 1 至多个细胞核。霉菌细胞壁分为三层：外层无定形的 β 葡聚糖（87 nm）；中层是糖蛋白，蛋白质网中间填充葡聚糖（49 nm）；内层是几丁质微纤维，夹杂无定形蛋白质（20 nm）。在固体基质上生长时，部分菌丝深入基质吸收养料，称为基质菌丝或营养菌丝；向空中伸展的称气生菌丝，可进一步发育为繁殖菌丝，产生孢子。大量菌丝交织成绒毛状、絮状或网状等，称为菌丝体。菌丝体常呈白色、褐色、灰色，或呈鲜艳的颜色（菌落为白色毛状的是毛霉，绿色的为青霉，黄色的为黄曲霉），有的可产生色素使基质着色。霉菌繁殖迅速，常造成食品、用具大量霉腐变质，但许多有益种类已被广泛应用，是人类实践活动中最早利用和认识的一类微生物。

**（二）霉菌繁殖**

霉菌有着极强的繁殖能力，而且繁殖方式也是多种多样的。虽然霉菌菌丝体上任何一片段在适宜条件下都能发展成新个体，但在自然界中，霉菌主要依靠产生形形色色的无性或有性孢子进行繁殖。孢子有点像植物的种子，数量多而小。

霉菌的无性孢子直接由生殖菌丝的分化而形成，常见的有节孢子、厚垣孢子、孢囊孢子和分生孢子。霉菌的孢子具有小、轻、干、多，以及形态色泽各异、休眠期长和抗逆性强等特点，每个个体所产生的孢子数，经常是成千上万的，有时竟达几百亿、几千亿甚至更多。这些特点有助于霉菌在自然界中随处散播和繁殖。

**（三）人对真菌防范机制**

真菌孢子是有生命的微小颗粒。空气中到处是真菌孢子，每个孢子都在寻找温暖湿润的家，人类的肺便是它们的理想居所。人每分钟都会吸入几个孢子，当孢子到达肺部某个安静的角落时，便会生根发芽，如无约束会充满整个肺部，阻止氧气进入血液，只要几个星期内我们就会死亡。幸运的是身体会释放巨噬细胞，巨噬细胞会吃掉真菌孢子。在我们毫无察觉的情况下，巨噬细胞救了我们的命，它们日复一日地工作着。

**（四）霉菌控制**

霉菌控制也是人体表面防腐的工作范畴。霉菌有四怕，即怕光、怕氧、怕冷、怕干燥。针对霉菌这四大弱点，可采取如下防霉措施：①紫外线消毒，霉菌怕光，紫外线消毒能让霉菌无法生存。②保持通风，霉菌喜欢温暖潮湿阴暗的环境，开门窗通风，既可流通空气，使生性怕氧的霉菌无法藏身，又可使易霉体表的水分挥发，室内的温度也会降低。

③保持干燥，使霉菌缺乏生长繁殖所必需的水分。④降低温度，据研究，霉菌在 5 ℃—6 ℃以下，就不能繁殖。

## 八、微观的分解者

细菌、真菌把动植物的遗体分解成有机物、二氧化碳、水和无机盐，这些物质又能被植物吸收和利用，进而制造有机物，可见，细菌和真菌对于自然界中二氧化碳等物质的循环起着重要的作用。

大多数细菌、真菌是生态系统中的分解者，如果没有分解者，动植物的遗体就会堆积如山，就会丧失生存空间。在自然界的物质循环中，细菌的分解能力更大，所以死去的细菌和真菌都能被细菌分解掉。细菌分泌胞外酶，将遗体的大分子有机物水解成小分子有机物，然后吸收进细胞内利用，排出代谢废物，发臭就是分解代谢时产生一些胺类、小分子有机酸、含硫物质，这些物质带有臭味。长蛆是因为有苍蝇在遗体上产卵，与细菌无关，蛆的分泌物还可抑制细菌生长。

# 第五节 病 毒

## 一、病毒简介

病毒（“过滤性病毒”）是由一个核酸分子（DNA 或 RNA）与蛋白质构成的非细胞形态，靠寄生生活的介于生命体及非生命体之间的有机物种，它既不是生物亦不是非生物，是一种非细胞生命形态。病毒没有自己的代谢机构，没有酶系统，目前不把它归于五界（原核生物、原生生物、真菌、植物和动物）之中。它是由一个保护性外壳包裹的一段 DNA 或者 RNA，借由感染的机制，这些简单的有机体可以利用宿主的细胞系统进行自我复制，但无法独立生长和复制，因此病毒离开了宿主细胞，就成了没有任何生命活动、也不能独立自我繁殖的化学物质。一旦进入宿主细胞后，它就可以利用细胞中的物质和能量以及复制、转录和转译的能力，按照它自己的核酸所包含的遗传信息产生和它一样的新一代病毒。病毒可以感染几乎所有具有细胞结构的生命体。迄今已有超过 5 000 种类型的病毒得到鉴定。

## 二、病毒的结构

病毒由两到三个结构组成：遗传物质 RNA 或 DNA，只由蛋白质组成的朊毒体并不属于病毒；由蛋白质形成的衣壳（称蛋白质外壳），用来包裹和保护其中核酸组成的遗传物质组成；此外，部分病毒在到达细胞表面时能够形成脂质包膜环绕在外。

## 三、病毒的形态

病毒的形态各异一般可以分为以下四种：螺旋形、正二十面体形、包膜型、复合型。

病毒颗粒大约是细菌大小的百分之一。不同的病毒可能起源于不同的物质：部分病毒起源于质粒（一种环状的 DNA，可以在细胞内复制并在细胞间进行转移），而其他一些则可能起源于细菌。

## 四、病毒类别

### （一）潜伏性病毒

虽然病毒可以引发疾病，却也可以无害地存在于机体内。例如，能够引起冷疮的单纯疱疹病毒可以在人体内保持休眠状态，这种状态又称为“潜伏”，这也是所有疱疹病毒的特点，进入潜伏状态的水痘—带状疱疹病毒在“苏醒”后，能够引起带状疱疹。

### （二）感染性病毒

一些病毒能够引起慢性感染，可以在机体内不断复制而不受宿主防御系统的影响，这类病毒包括乙肝病毒和丙型肝炎病毒。受到慢性感染的人群即是病毒携带者，因为他们相当于储存了保持感染性的病毒。当人群中有较高比例的携带者时，这一疾病就可以发展为流行病和瘟疫。

### （三）爆发性病毒

当疾病爆发导致一个人群、社区或地区中有反常的高比例患病者时，这一疾病就称为流行病；如果疾病传播到世界范围则称为瘟疫，也可说瘟疫就是世界范围内的流行病。

如西班牙流感，就是一种级别最高（第五级）的大规模流行病，是由一种特殊的严重致死性 A 型流感病毒引起。这一流感的感染者通常是健康的青壮年，而其他大多数流感则多发生在青少年、老人或体弱多病者中。艾滋病也已发展成为瘟疫，全球大约有 3.86 千万人感染了艾滋病，艾滋病毒可以通过不断地变换其病毒体表面蛋白的氨基酸序列来逃避免疫系统的打击。这些顽固的病毒采用多种方式来逃脱免疫系统的控制，如隔离、阻断抗原呈递、产生细胞因子抗性、逃避自然杀伤细胞的作用、逃脱细胞凋亡以及抗原转移。其他一些病毒，如向神经病毒，可以通过神经来传播，而在神经系统中免疫系统可能无法接触到它们。数种高致死性病毒菌株是丝状病毒科成员，丝状病毒是一类纤维状的病毒，可以引起病毒性出血热，其成员包括埃博拉病毒和马尔堡病毒，西非埃博拉病毒疫症。

## 五、病毒的传播

病毒的传播方式多种多样，不同类型的病毒采用不同的方法，例如而动物病毒可以通过蚊虫叮咬而得以传播。这些携带病毒的生物体称为“载体”。流感病毒可以经由咳嗽和打喷嚏来传播；诺罗病毒则可以通过手足口途径来传播，即通过接触带有病毒的手、食物和水；轮状病毒常常是通过接触受感染的儿童而直接传播的。

## 六、病毒的致病

病毒能够导致疾病的能力称为病毒性。由病毒引起的人类疾病种类繁多，已确定的，如感冒、流感、水痘等一般疾病，以及天花、艾滋病、SARS 和禽流感等严重疾病，还有一些疾病可能是以病毒为致病因子。病毒也是导致癌症发生的原因之一，与癌症相关的主要病毒有人类乳突病毒、乙肝病毒、艾伯斯坦–巴尔病毒和人类嗜 T 淋巴细胞病毒等。

不同的病毒有着不同的致病机制，主要取决于病毒的种类。在细胞水平上，病毒主要的破坏作用是导致细胞裂解，从而引起细胞死亡。在多细胞生物中，一旦机体内有足够多的细胞死亡，就会对机体的健康产生影响。

## 七、爆发性病毒的防治

（1）病毒性疾病爆发时，需及时切断病毒在人群中的传染链。

（2）隔离开受感染的病人需要与其他健康人群，对接触过病毒的人也需要进行隔离检疫。

（3）当没有可用的疫苗时，改善环境卫生以及采取消毒措施也可以有效地防止病毒传播。

（4）发现病毒源和鉴定病毒是防治的重要环节，因为病毒使用了宿主细胞来进行复制并且寄居其内，因此很难用不破坏细胞的方法来杀灭病毒，抗生素对病毒没有任何作用。一旦鉴定了病毒，最积极的对付病毒的方法是通过疫苗接种来阻断传播，预防病毒感染或者使用抗病毒药物来降低病毒的活性来达到目的。

## 八、人体抵御

人体抵御病毒的第一道防线是先天性免疫系统。这一免疫系统由能够抵御非特异性病毒感染的细胞和其他物质组成，即以一种通用方式来对入侵的病原体做出识别和反应，但不同于获得性免疫系统，这一免疫系统并不产生持久的或保护性的免疫。当人体的获得性免疫系统探测到病毒时，会产生特异性的抗体来与病毒结合并使其失去感染性，这种作用称为体液免疫。

人体对抗病毒的第二道防线是细胞免疫，包括T细胞等免疫细胞，诸如巨噬细胞在内的一些细胞专门负责抗原呈递，以及造干扰素，逐步阻止病毒的复制。

公共安全是头等大事，也是特殊行业的立足之本。较大篇幅的科普性叙述的目的在于达到形态意识上防范与重视，保护操作人员，尊重与防护好遗体，以及保护社会群体与家人朋友的安全。

# 第六节　人体体液

## 一、人体体液简介

人体体液也是遗体防腐中无法避免的问题。

人体机体含有大量的水分，体液就是人体内所含液体，这些水和分散在水里的各种物质总称为体液。体液是一种溶液，溶剂是水，溶质是葡萄糖、蛋白质、脂肪、激素、酶、尿素等有机物，及钠（Na）、钾（K）、钙（Ca）、镁（Mg）、氯（Cl）、醛基自由基（HCO）、无水磷酸二氢钾（HPO）、一氧化硫（SO）及氧（$O_2$）、二氧化碳（$CO_2$）等无机物。

人体体液包括血液、脑脊髓液、胃液、消化液、精液、唾液、泪液、汗液、尿液、阴道分泌液等，在有疾病的状态下，也会产生一些平常量少不易测到的体液，如肋膜积液（又称胸水）、腹腔积液（又称腹水）、心包膜积液、关节积液、各器官的囊肿积液等等，约占体重的60%。

体液并非一成不变，而是不断进行着新陈代谢，与外环境进行物质交换，又通过机体的各种生理调节，始终保持相对稳定，主要是体液容量、渗透压、pH值及各种溶质浓度的稳定，以保证组织细胞的各种生命活动得以正常进行。没有体液也就没有生命，但失去生命后体液依旧存在。

## 二、人体体液分类

人体体液可分为：细胞内液、细胞外液。

**（一）细胞内液**

存在于细胞内，称细胞内液，是原生质的基本组成部分，约占人体体液的三分之二，约占体重的40%。细胞内液主要包括细胞质基质，核液，细胞器的基质的细胞液。

细胞质基质，又称胞质溶胶、基本细胞质、透明质。为细胞质中除去细胞器和内容物以外较为均质、半透明的液态胶状物质。

细胞质基质包含水、无机离子、脂类、糖类、氨基酸、核苷酸、蛋白质、脂蛋白、RNA 等多类物质。蛋白质在细胞质基质中的含量在 20%—30% 间，除了大量的酶（如参加蛋白质合成的氨基酸激酶、糖酵解所需酶等）外，还有构成细胞骨架的各种蛋白。水分子多数以水化物的结合形式结合在蛋白质或其他大分子表面的极性部位，仅部分起溶剂作用的水分子游离存在。

**（二）细胞外液**

细胞外液又分为两类：组织液与血浆。

细胞外液的五分之四为组织液，是存在于组织细胞之间的组织间隙液（简称组织液或细胞间液）、包括淋巴液和脑脊液，约占体重的 16%。

1. 组织间隙液

存在于组织间隙中的体液，是细胞生活的内环境，是血液与组织细胞间进行物质交换的媒介。绝大部分组织间隙液呈凝胶状态，不能自由流动，因此不会因重力作用流到身体的低垂部位。如房水为无色透明的液体，属于组织间隙液的一种，充满前后房，约有 0.15—0.3 mL，它含有营养，可维持眼内压力，眼的内部压力——眼内压取决于房水的量。

2. 淋巴液

组织液进入淋巴管即成为淋巴液，淋巴液和淋巴细胞组成了“淋巴”。淋巴液成分与该组织的组织液非常相近。除蛋白质之外，淋巴液的成分与血浆相似。淋巴液中的蛋白质以小分子居多，也含纤维蛋白原，故淋巴液在体外能凝固。成分与组织液相同，因为淋巴液是由血液经微血管渗出来，所以不含红血球。

3. 脑脊液

脑脊液为无色透明的液体，充满在各脑室、蛛网膜下腔和脊髓中央管内。脑脊液由脑室中的脉络丛产生，与血浆和淋巴液的性质相似，略带黏性。正常成年人的脑脊液约 100—150 mL，不含红细胞，但每立方毫米中约含 5 个淋巴细胞。脑脊液具有保护和营养脑及脊髓的作用。正常脑脊液具有一定的化学成分和压力，对维持颅压的相对稳定有重要作用。患中枢神经系统疾病时，常常要作腰椎穿刺吸取脑脊液检查，以协助诊断。如果脑脊液产生过多，或循环通路受阻，均可导致颅内压升高。

4. 血液

血液是流动在心脏和血管内的不透明红色液体，主要成分为血浆、血细胞。血液中含有各种营养成分，如无机盐、氧、代谢产物、激素、酶和抗体等，有营养组织、调节器官活动和防御有害物质的作用。血液有四种成分组成：血浆、红细胞、白细胞、血小板。

血浆约占血液的55%，是水、糖、脂肪、蛋白质、钾盐和钙盐的混合物。也包含了许多由止血必需的血凝块形成的化学物质。血细胞和血小板组成血液的另外45%。

血液分静脉血和动脉血。动脉血在体循环（大循环）的动脉中流动的血液以及在肺循环（小循环）中从肺回到左心房的肺静脉中的血液。动脉血含氧较多，含二氧化碳较少，呈鲜红色。静脉血血液中含较多二氧化碳的血液，呈暗红色。（特别注意的是，肺动脉中流的是静脉血，肺静脉中流的是动脉血。）

**（三）细胞内、外液成分对比**

细胞外液成分：①主要成分是水；②气体主要是氧和二氧化碳；③各种无机离子 [ 钠离子（$Na^+$）、氯离子（$Cl^-$）、钾离子（$K^+$）、钙离子（$Ca^{2+}$）、碳酸氢根（$HCO^{3-}$）和磷酸根（$PO_4^{3-}$）]；④有机化合物（葡萄糖、氨基酸、脂类物质和多种维生素）；⑤多种激素；⑥少量毒性不等的细胞代谢物废弃产物，最主要为蛋白质和核酸代谢的产物（含氮如氨、尿素、尿酸）。

细胞内液成分：小分子的水、无机离子，中等分子的脂类、氨基酸、核苷酸，大分子的蛋白质、核酸、脂蛋白、多糖。

**（四）体液的人体含量**

人体体液含量及其组成成分比较恒定，只在较小范围内波动。人体内体液总量与性别、年龄及胖瘦有关，正常成年男性液体总量占体重的

60%，女性为55%，婴幼儿为70%—80%，随着年龄的增长和脂肪量增多，体液量将减少。体液中男性的细胞内液占体重的40%，女性的占35%，细胞外液占20%；细胞外液中组织间液为15%，血浆为5%。可以将细胞内液所在的空间称为第一间隙，细胞外液所在的空间称为第二间隙，这部分细胞外液不断地进行交换，对平衡体液起重要作用，故称为功能性细胞外液。另外，还有第三间隙，是指胸腔、腹腔、脑室和脊髓腔、关节和滑囊等腔隙，这些腔隙内存在少量液体，属细胞外液，体液平衡及调节中作用不大，属于非功能性细胞外液。

遗体的体液是每个防腐操作人员日常操作可见性安全操作的处理事务之一，也是实际操作中体液抽吸维持遗体水分含量的重要操作方式，由于各种微生物的参与更显复杂与未知，也无任何特定机构的定论与危险系数的等级评定，业内现自主定性为乙类传染级数的消毒防护处理，结合遗体体液凝固处理技术联合上海医用固体废弃物专业机构进行实际操作处理。

学习人体的微观世界是为遗体防腐专业打开的另一扇大门。如果说基因是人体的真正执行者，那么人体的两百多种细胞的有序组合实际上就是最终的显现者，遗体防腐正是通过外部化学物质的介入与它们共同完成的最后一次的微观反应与显现。虽然我们无法看见这种变化，但它的神秘与神奇依然发生作用，并与我们的专业息息相关。

# 第四章　防腐相关知识

任何职业工种都离不开专业培训，这是惯例也是提升职业技能、保持职业操守的必要环节。

殡仪遗体操作人员的卫生防护是殡仪馆整个消毒防护体系中重要的环节，也是直接保护操作人员身体健康与公众安全的一道重要防线。同时，做好岗位安全防护、切断各类疾病的传播途径，也是殡仪从业人员应尽的社会义务。

殡仪馆规定了各级卫生防护措施，配备了消毒设备设施、灭菌材料和其他防护用具。在此基础上，操作人员应树立自我保护的观念，强化个人的防护意识，把卫生防护工作从被动服从变为主动执行，在实际操作中不断积累防护经验，提高防护水平。

殡仪馆遗体操作人员应充分了解国家在卫生防护、职业病防治、传染病控制和废弃物处置等方面的法律法规，充分了解单位制订的各级卫生防护措施和相关规定。

通过参加专业业务岗位培训，操作人员应熟练掌握岗位操作规程，以及个人卫生防护的各个要点，对平时工作中需要使用的设备、设施、器械、器具，应了解其当时所处的清洁消毒状态，熟练掌握消毒设备设施、灭菌材料和其他防护用具的摆放地点以及相对的应用范围和使用对象和使用方法。对消毒剂、防腐药剂中的化学物质，还应了解其化学成分、化学特性和有效期，以及对环境和人体的危害度。

# 第一节 传染病

## 一、传染病的概念

传染病，即传染性疾病，是由病原体引起的能在人与人、动物与动物或人与动物之间相互传染的疾病，它是许多种疾病的总称。

引起传染病的病原微生物有病毒、立克次体、支原体、细菌、真菌、寄生虫等。这些病原体的生物学特性不同，引起病变的机制不同，侵袭的器官也不同。病原体侵入机体的途径不同，可经皮肤、黏膜或由血液扩散至体内。有的病原体长期潜伏，有的进入体内即生长繁殖，产生对机体有害的物质，影响机体局部或全身的功能和形态变化，引起疾病。

由于病毒的突变，一些原已被控制的传染病发生率又呈现上升趋势，如结核病、梅毒等，并出现一些新的传染病，如艾滋病、SARS等，它们严重威胁人类生命与健康。遗体防腐工作者在操作时与各种遗体密切接触，在这些遗体中，传染病患者的遗体会占一定的比例。因此，遗体防腐工作者必须要学习有关预防传染病的知识，时刻牢记遗体防腐处理与公众安全之间的关系，从而减少被感染的机会。为了自己、为了家人、更为了社会，一定要做好个人卫生防护和环境保护及必要的卫生防疫，尽可能地减少甚至切断传染病的传播途径。

## 二、传染病种类与类别

### （一）传染病的种类

传染病的种类很多，按病情发生发展的快慢和传染的严重程度，可分为烈性传染病、急性传染病和慢性传染病。

1. 烈性传染病

传染性极强，一旦发生，通过空气、体液、表面接触等都能感染病毒。若不采取积极措施。就会从局部地区迅速扩散传播流行。常见的烈性传染病包括天花、鼠疫、霍乱、白喉、黑热病、SARS、禽流感等。

2. 急性传染病

发病急，传播迅速，易引起大流行，死亡率较高。常见的急性传染病包括伤寒、细菌性痢疾、流行性出血热、流行性脑脊髓膜炎、流行性乙型脑炎、军团病等。

3. 慢性传染病

发病慢，病程长，最终多数因慢性消耗而死亡。常见的慢性传染病包括结核病、血吸虫病、淋病、梅毒、麻风、阿米巴病、艾滋病、病毒性肝炎等。

**（二）传染病类别**

根据传染病的危害程度不同可将其分为甲类传染病、乙类传染病和丙类传染病。

1. 甲类传染病

甲类传染病是指：鼠疫、霍乱等。

2. 乙类传染病

乙类传染病是指：传染性非典型肺炎、艾滋病、病毒性肝炎、脊髓灰质炎、人感染高致病性禽流感、麻疹、流行性出血热、狂犬病、流行性乙型脑炎、登革热、炭疽、细菌性和阿米巴性痢疾、肺结核、伤寒和副伤寒、流行性脑脊髓膜炎、百日咳、白喉、新生儿破伤风、猩红热、布鲁氏菌病、淋病、梅毒、钩端螺旋体病、血吸虫病等。

3. 丙类传热病

丙类传染病是指：流行性感冒、流行性腮腺炎、风疹、急性出血性结膜炎、麻风病、流行性和地方性斑疹伤寒、黑热病、包虫病、丝虫病，除霍乱、细菌性和阿米巴性痢疾、伤寒和副伤寒以外的感染性腹泻病等。

注：上述规定以外的其他传染病，根据其暴发、流行情况和危害程度，需要列入各类传染病的，由国务院卫生行政部门决定并予以公布。

## 三、传染病的预防

**（一）传染病监测职能**

国务院卫生行政部门制定国家传染病监测规划和方案。省、自治区、直辖市人民政府卫生行政部门根据国家传染病监测规划和方案，制定本行政区域的传染病监测计划和工作方案。

各级疾病预防控制机构对传染病的发生、流行以及影响其发生、流行的因素进行分析，对国外发生、国内尚未发生的传染病或者国内新发生的传染病进行监测。

**（二）传染病预警制度**

国务院卫生行政部门和省、自治区、直辖市人民政府根据对传染病发生、流行趋势的预测，及时发出传染病预警，并根据情况予以公布。

**（三）传染病控制预案**

县级以上地方人民政府应当制定传染病预防、控制预案，报上一级人民政府备案。

传染病预防、控制预案应当包括以下主要内容：

（1）传染病预防控制指挥部的组成和相关部门的职责；

（2）传染病的监测、信息收集、分析、报告、通报制度；

（3）疾病预防控制机构、医疗机构在发生传染病疫情时的任务与职责；

（4）传染病暴发、流行情况的分级以及相应的应急工作方案；

（5）传染病预防、疫点疫区现场控制，应急设施、设备、救治药品和医疗器械以及其他物资和技术的储备与调用。

**（四）关于患传染病死亡遗体的处理规定**

依据《中华人民共和国传染病防治法》第四十六条，患甲类传染病、炭疽死亡的，应当将尸体立即进行卫生处理，就近火化。患其他传染病死亡的，必要时，应当将尸体进行卫生处理后火化或者按照规定深埋。为了查找传染病病因，医疗机构在必要时可以按照国务院卫生行政部门的规定，对传染病病人尸体或者疑似传染病病人尸体进行解剖查验，并应当告知死者家属。

# 第二节　常见传染病遗体的种类和预防

传染病是由于病原微生物进入人体，在一定条件下在人群中进行传播流行的疾病。在处理传染病患者的遗体时，应了解以下内容：

## 一、移动被污染遗体的程序

首先阅读“死亡通知书”，并制定移动的计划和步骤；准备消毒药剂和一切准备工作，再进行接触；个人防护方面，要穿防护衣、双层的一次性手套、佩戴眼罩、佩戴口罩；选择良好的通风环境。操作者要精通专业的病理知识，选择合适的消毒液；处理遗体时要限制一定的活动范围，有效地防止传染；准备特殊的垃圾袋存放体液、药棉等垃圾，且垃圾必须进行分类处理；移动遗体时，要缓慢操作，必要时，使用一次性密闭的盛具对遗体进行封闭包装；对于接触遗体的器具一经使用应立即处理。

操作完毕后，器具设备要立刻消毒，对于操作场地有可能被传染的地方也要进行消毒。所有与遗体搬运有关的一次性用品必须在专人监督下进行及时地收集并在规定时限内处理完毕。对于部分暂时无法处理的垃圾应在消毒后，移置特殊放置点及时处理。

由于目前殡仪馆在确认传染病死亡原因上存在无法确定性，或无法及时知晓确切的死因。因此，必须建立必要的制度，如前往公共卫生中心（疾病控制中心）、专业传染病医院接运遗体，以及处理无名遗体（包括部分交通事故、刑事犯罪遗体）时，可严格参照被污染遗体的操作步骤进行必要的防护准备。

## 二、细菌与病毒的传染途径

细菌与病毒寄居在被传染的遗体上，如遇有利条件，将会以最快的速度传染扩散。细菌与病毒传染的通道包括体液、血液、伤口、物品、人体各处开放通道等，细菌与病毒传染媒介包括空气、液体、腐败气体、固体等。因此，在整理遗体时，必须及时清理遗体的渗液及外溢物（包括排泄物）并进行必要的消毒，同时必须对遗体对外开放的所有孔道的空隙进行必要的填塞。对于遗体的外包装，可暂时不予撤除，可将遗体连同外包装一起进行保存处理。有条件的殡仪馆，可购置用于存放传染病遗体的专用保存设备，将传染遗体（或疑似传染病遗体）与正常遗体分开存放，以进一步减少间接传染的可能途径。

## 三、常见病毒传染病预防

### （一）肝炎病毒

乙型肝炎：HBV 是嗜肝脱氧核糖核酸病毒，属于 DNA 病毒，是一种复合体，直径为 42 nm，分为核心及外壳（包膜）两部分，核心直径 27 nm，内含环状双股 DNA 和多聚酶，其外是脂蛋白外壳。HBV 抵抗力很强，煮沸 10 min 后，感染性消失，但仍有抗原性。包膜上的蛋白质即乙型表面抗原，在肝细胞内合成并大量释放于血液循环中，其本身并无传染性。

肝炎病毒的传播途径包括血液、体液、口腔分泌液、伤口、接触器具、尿液等。肝炎病毒能在低温和干燥的环境条件下存活，在冷库内肝炎病毒可长期存活在凝固液体内，在 20 ℃室温存活 15 年、25 ℃室温存活 6 个月、60 ℃室温存活 4 h、100 ℃沸水中存活 1 min。1.8%—2% 的醛类溶液可控制肝炎病毒的活动，皮肤完整情况下被传染几率不大。接触此类遗体，除了必须建立良好的个人卫生习惯外，还应该通过定期体检及疫苗接种来预防肝炎病毒，同时，还应该加强营养，保证充足的休息以及通过必要的体育锻炼来强化体质，从而增加抵御传染病的资本。

### （二）艾滋病病毒

艾滋病（AIDS）即获得性免疫缺陷综合征是由人类免疫缺陷病毒引起的一种严重传染病。艾滋病病毒的传染途径包括血液或血制品等传染、性接触和母婴传播，通过特异性地破坏辅助性 T 淋巴细胞，造成机体细胞免疫功能严重受损。临床上由无症状病毒携带者发展为持续性全身淋巴结肿大综合征和艾滋病相关综合征，最后并发严重机会性感染和恶性肿瘤，病死率极高，已成为当今世界最为关注的公共卫生问题。骨瘦如柴是艾滋病的典型表现，从艾滋病遗体身上通过器具传染的概率为0.5%。艾滋病病毒能在冷冻的遗体内存活1天，但在空气和水中艾滋病病毒不能存活。将2%的醛类注射入艾滋病遗体可以杀死病毒。对于艾滋病遗体的处理，除了必须严格做好个人防护措施外，最主要的是处理好体液，必须及时清除、消毒，必要时可以使用特制的遗体盛具，采取特殊的处理方式对遗体进行保存与处理。遗体处理完毕后，必须对工作场所、移动床等进行消毒，通常采用0.2%次氯酸消毒。同时，提倡使用一次性遗体处理器具，并要做好一次性用品的收集、消毒、处理工作。对于条件受限制的，可采用1%的戊二醛消毒器具，或1∶10次氯酸钠溶液浸泡消毒。

### （三）结核病

结核病是一种由结核菌感染引起的慢性传染病，结核病是传染病的头号杀手，是一个危害人民健康的严重公共卫生问题。

结核病的传染性很强，皮肤接触就可能被传染，发展成肺结核，亦可经淋巴与血液循环播散引起结核性胸膜炎及其他肺外结核病。结核病可通过唾沫、痰液在空气中进行传播。在一般的情况下，结核杆菌可以吸附在器具的表面病存活几个月。肺结核病人能传播结核杆菌，并且自身能携带病菌几个月。对于携带结核杆菌的遗体，在移动时注意不能对遗体施加有外加的压力，同时要对其头、面部以及全身做消毒处理。

## 四、常见传染病死亡遗体的鉴别方法

常见的传染病种类繁多，作为殡仪馆直接接触和处理遗体的操作人员要学会基本鉴别。

### （一）死亡证明的类型

死亡证明有以下几种类型：

由医疗机构或卫生行政部门开具的医学死亡证明书或死亡推断书。

由公安部门（包括警署、刑警支队、交警大队、铁路、水上船运公安）开具的死亡殡葬证。

由团以上的政治处开具的现役军人死亡证明或火化同意书。

在境外死亡的中国公民要有医方机构开具的死亡证明书或相关凭证；中国驻外领事馆或使馆开具的死亡确认书；验尸官签署的死亡证明等。

**（二）死亡证明的内容**

判断死者生前因患有传染病死亡的有力依据就是死亡证明，还有当地传染病的流行情况，居住地或者是否去过疫区与传染病人有接触史。

死亡证明文件是政府职能部门出具的证明死亡的有效文件。死亡证明上的内容清楚地描述了死者的死亡情况，内容包括生前的病史、死亡的时间、死亡的原因、死亡的地点、死者的身份等信息内容，是死者的第二张身份证。

死亡证明是对遗体具有法律效力的有效证明。

死亡证明的内容和遗体的实际情况必须具有统一性。

死亡证明对死者死亡过程具有简要的描述性。

**（三）传染病的体表特征**

传染病患者的遗体体表上会出现不同症状。传染病病毒通过人体血液循环系统将病毒传播到人体其他部位，因此经常可以看见遗体体表上出现疱疹、皮下点状出血等；另外病毒会造成器官损伤，器官内的分泌物会使肌体组织进行了色染，如遗体皮肤表面有不明显原因分散的或成片的出血点，呈鲜红、暗红或深紫色，大小不等的瘀点、瘀斑或大片坏死，鼻孔出血、齿龈出血，皮肤黄疸、巩膜黄染，腹部有蜘蛛痣和毛细血管扩张，大量腹水、严重的下肢浮肿等。

**（四）传染病遗体鉴别时的注意事项**

（1）与遗体接触前必须穿戴好防护用具。

（2）避免肌肤之间的直接接触。

（3）在进行检查前要做消毒处理。

# 第三节　遗体的清洁、消毒

遗体清洁、消毒后应符合《GB15981-1995 消毒与灭菌效果的评价方法与标准》中规定的消毒效果评价标准，并不应检出致病菌。

## 一、遗体清洁处理的定义

遗体清洁处理是指运用规范的操作流程，有序地清除遗体体表污垢。进入殡仪馆的遗体，大多数是老年人，在长期的住院治疗过程中，不能进行清洁和梳洗。躯体上老化的皮肤组织中，可能蕴藏着致病菌等微生物。同时，还有部分因意外伤害过世的遗体，肢体的破损造成内外部血液的大量流失与外渗，也需要进行清洁处理。

## 二、遗体清洁处理的目的

遗体在运输过程中可能会暴露在不同的空气环境中，空气中飘浮着污物、尘埃、细菌等，自然附着于遗体表面。另外，在各种未知环境里，空气中的水分和遗体表面上的油脂、汗液、消亡细胞等使微生物能够非常容易地吸附到遗体体表。随着微生物和细菌数量的增加，如不及时清洁，这些有害物质会通过皮肤上的毛囊侵入到人体的内部组织中去，破坏人体组织细胞，影响遗体质量。由此可见，遗体清洁是非常重要的，洁肤的目的主要有如下几个方面：祛除体表污垢、破坏微生物寄生环境、杜绝接触时的污染。

## 三、遗体清洁处理

### （一）正确安放遗体

摆放遗体一般都由殡仪馆的工作人员进行，通常由两位以上的工作人员共同完成并强调要轻抱轻放。遗体应平置安放在可移动的遗体清洁床上，头部要正，头颈部下面可放头枕固定，左右上下肢应放正并拢，双手可以平放在躯干两侧（中式），也可以交叉安放在胸腹部前面（西式）。

**（二）遗体清洁处理**

遗体清洁处理是利用配制的专业清洁消毒液，有序地清除遗体体表污垢，破坏细菌在遗体体表生存的环境。

**（三）操作工具**

包括沐浴除菌液、洗发水、毛巾若干条、清洁海绵、专业沐浴设备一套、医用酒精、医用药棉、镊子、棉签、专业自配消毒剂。

**（四）防护工具**

包括防水隔离衣、医用手套、口罩、工作帽、防水鞋套。

**（五）操作步骤**

遗体的清洁操作以两个人同时操作为佳，将遗体细分为五个部分进行分段操作，即头颅部、上肢部、下肢部、躯干部、背部。

1. 头颅部

清洁面部：用清洁海绵对遗体面部进行清洁，用专用清洁剂或酒精进行清洁后用清水洗净。注意面部凹陷处的清洁。遗体面部皮肤是关键，所以需要用比较柔软的材质进行清洁。

头发清洁：在干燥的时候用梳子把遗体的头发梳通，用清水润湿加入洗发液，自前向后地揉搓，完毕后用清水洗净，再用梳子梳通。清洁完毕的头发要用干毛巾进行包裹。

头颅部清洁完毕后用干毛巾在颈项部包裹防止二次污染。

2. 上肢部

上肢部的清洁从左边开始，由指尖向躯干的方向边清洗边推进。由于躯体的皮肤比较结实，清洁工具的选用可以使用清洁丝巾。

先清洁再对遗体的上肢部分进行消毒处理。

操作时注意对上肢腋窝处的清洁和消毒处理。

3. 下肢部

具体操作参见上肢部。

注意对会阴部的清洁和消毒。

4. 躯干部

躯干部的清洁要掌握的是由四周向中心的方向进行清洁，主要是以清洁体表的污垢为主。

5. 背部

一位操作者负责翻动遗体，另一位负责对遗体的背部进行清洁处理。清洁的顺序应该由上到下。

6. 遗体清洁的处理注意事项

力求整个清洁过程体现文明操作，当面操作时，进行每道程序均要与家属保持必要的沟通，使家属悲伤的心情得以缓解。

清洁一具遗体大约需要 45 min，不同的遗体所用的清洁时间不相同。操作时要求动作缓慢、条理清晰、程序分明。完成遗体清洁处理后，应将遗体盖好白布，推回防腐间指定遗体停放区域。

## 四、遗体消毒处理

遗体消毒处理前，工作人员应穿戴好水靴、乳胶手套、隔离衣、口罩和帽子等，并扎紧袖口和裤口，注意个人防护，避免传染病及其中间宿主媒介的感染。对遗体及衣物喷洒消毒剂，要脱去遗体衣物，再用消毒剂喷洒和擦洗体表消毒，彻底清洗遗体表面孔道，然后用浸过消毒剂的棉花球堵塞遗体表面管孔，如口、鼻、耳、喉、肛门，阻止遗体内液体等流出。消毒处理过程至少让消毒剂停留在遗体表面 35 min 以上，在施行防腐术处理前，不必清洗除去消毒剂。

遗体消毒处理是指抑制或杀灭遗体上携带的病原微生物，使之达到无害化的卫生预防处理。尽管死亡方式、死亡地点、死亡原因的不同，但若不对遗体上的病原微生物进行消毒处理，在处理遗体和瞻仰过程中，病原微生物可能会危及人们的身体健康，因此为了确保人们的健康安全，遗体的消毒处理已经成为必要的操作流程之一。

在殡仪馆中对遗体进行消毒处理，要视具体情况，选择行之有效的消毒方法。

### （一）遗体消毒处理的类型

根据传染途径与死因的不同可把遗体需要进行消毒的类型分为：

1. 一级消毒处理

需要进行一级消毒处理的遗体具有传染性强、死亡率高，病原体及细菌、微生物不易被杀灭等特点。遗体携带的病毒不用直接接触，就可传染。可用浸湿了0.5%过氧乙酸溶液的布单严密包裹后，加密封包尸袋双层，移动后，立即火化。如：非典型性肺炎、疯牛病等。一级消毒处理的消毒器械也要进行焚烧销毁，不能再次使用。

2. 二级消毒处理

需要进行二级消毒处理的遗体是指体表接触性传染的遗体，同样具有传染性强、死亡率高等特点。但由于感染与否主要取决于接触机会的有无和频率的多少等因素，相对而言，其危险性要次于一级消毒处理，例如：狂犬病、炭疽病、乙型肝炎等。处理同上。

3. 三级消毒处理

需要进行三级消毒处理的遗体是指以呼吸道为传播途径。殡仪馆的工作人员在对遗体进行移动和搬运时容易受到病菌的感染。

4. 四级消毒处理

需要进行四级消毒处理的遗体是指殡仪馆平时处理的一些常规死亡的遗体。这类遗体不能排除携带具有致病病菌的可能，所以也要进行常规的消毒处理。

消毒剂种类繁多，功能和特性也不尽相同。在选择消毒剂的时候要有针对性，以杀菌抑菌效果好、皮肤伤害小、毒副作用小、挥发性小为佳。

### （二）遗体消毒处理方法

1. 辐射消毒法

辐射消毒法主要是运用人工紫外线照射的方法对遗体体表进行杀菌、灭菌处理，是最常用的遗体物理消毒方法。在经过紫外线灯光的直接照射5—7 min后，空气中的氧分子结构发生改变产生臭氧，臭氧具有较好的杀菌、灭菌作用。

照射方式：最好采用固定式悬吊式紫外灯照射，参照日常照明灯方式的有规律性排列，只是晚上无人时才开启即可。

照射剂量和时间：不同种类的微生物对紫外线的敏感性不同，用紫外线消毒时必须达到杀灭目标微生物所需的照射剂量。杀灭一般细菌繁殖体时，应使照射剂量达到10 000 uW·s/cm$^2$；杀灭细菌芽孢时应达到10 000 uW·s/cm$^2$；病毒对紫外线的抵抗力介于细菌繁殖体和芽孢之间；真菌孢子的抵抗力比细菌芽孢更强，有时需要照射达60 000 uW·s/cm$^2$；在消毒的目标微生物不详时，照射剂量不应低于10 000 uW·s/cm$^2$。

辐照剂量是所用紫外线灯在照射物品表面处的辐照强度和照射时间的乘积。因此，根据紫外线光源的辐照强度，可以计算出需要照射的时间。例如，用辐照强度为70 uW/cm$^2$的紫外线表面消毒器近距离照射物品表面；选择的辐照剂量是100 000 uW·s/cm$^2$；则需要照射的时间是：

$$100\,000\ \text{uW}\cdot\text{s/cm}^2 \div 70\ \text{uW/cm}^2=24\ \text{min}$$

照射方法：间接照射法，首选高强度紫外线空气消毒器，不仅消毒效果可靠，而且可在室内有人活动时使用，一般开机消毒30 min即可达到消毒合格。直接照射法，在室内无人条件下，可采取紫外线灯悬吊式或移动式直接照射，其中采用室内悬吊式紫外线消毒时，室内安装紫外线消毒灯（30 W紫外线灯，在1.0 m处的强度 >70 uW/cm$^2$）的数量为平均每立方米不少于1.5 W，照射时间不少于30 min。

注意事项：

在使用过程中，应保持紫外线灯表面的清洁，一般每两周用酒精棉球擦拭一次，发现灯管表面有灰尘、油污时，应随时擦拭。用紫外线灯消毒时，房间内应保持清洁干燥，减少尘埃和水雾，温度低于20 ℃或高于40 ℃，相对湿度大于60%时应适当延长照射时间。用紫外线消毒遗体表面时，应使照射表面受到紫外线的直接照射，且应达到足够的照射剂量。不得使紫外线光源直接照射到人，以免引起损伤。

2. 化学喷洒消毒法

化学喷洒消毒法是指使用喷雾器将消毒剂溶液均匀地喷洒到需要消毒遗体的表面。这种方法操作比较简单，消毒面积比较大，在消毒操作时不需要与被消毒对象进行直接接触。而且可以消灭消毒对象四周空气中存在的病毒细菌，是一种简便、安全的消毒方法。喷洒消毒的关键是消毒溶液的配制和消毒时间的控制。

用0.3%—0.5%过氧乙酸溶液或有效溴为500—1 000 mg/L的二溴海因溶液或有效氯为1 000—2 000 mg/L的含氯消毒剂的溶液制作喷雾。消毒剂溶于水中时能产生次氯酸，称为含氯消毒剂。其杀菌机制为次氯酸的氧化作用、新生氧化作用和氯化作用。含氯消毒剂可杀灭所有类型的微生物，其杀菌作用主要由水溶液中次氯酸为分解的浓度所决定，有效氯可反映含氯消毒剂的消毒能力，但是pH值和其他环境因素的改变也能影响其杀菌效果，在使用中应充分了解以上因素和其他注意事项，使其发挥最好的杀菌效能。

注意事项：含氯消毒剂易受酸碱度的影响。含氯消毒剂能漂白物品。含氯消毒剂不够稳定，有效氯易丧失，可选用有机氯（如氯胺等），其性质稳定、易储存、低毒、含有效氯成分高。作用时间应不少于60 min。

### 3. 化学擦拭消毒法

化学擦拭消毒法是指运用专用的具有较强吸附消毒药剂的织品，对遗体体表进行擦拭消毒的方法。利用擦拭的方法为遗体进行消毒时要注意不能遗漏需要进行消毒的躯体的隐蔽处。擦拭消毒法是消毒剂直接与遗体体表的接触，所以擦拭的力度一定要控制好，不能在擦拭过程中对遗体体表形成擦伤。

擦拭时选用的消毒剂有70%—75%乙醇溶液（酒精）、0.5%碘伏溶液（含有效碘5 000 mg/L）、0.5%氯已定醇溶液、0.2%过氧乙酸溶液、2%戊二醛溶液、2%新洁而灭溶液、2%碘酊溶液、3%—6%过氧化氢溶液（双氧水）、0.1%—0.2%苯扎溴化铵溶液等。

注意事项：消毒药剂的剂量要充足。要求确保消毒剂能够在遗体的表面有足够的滞留时间。

### 4. 化学浸泡消毒法

化学浸泡消毒法是指将被消毒的遗体浸渍于相应的消毒液中，这种方法对硬件设施要求比较高，在应用上没有前几种方法广泛。化学浸泡消毒法主要是在遗体的浸泡过程中通过消毒药剂对遗体皮肤进行药理性渗透达到消毒目的。在消毒过程中，消毒药剂使用量比较大。

消毒池内浸泡用的消毒剂可以是浓度为0.5%的过氧乙酸溶液，浸泡30 min。

注意事项：配制消毒药剂时要注意药剂浓度不能过高，以免对遗体皮肤造成不可逆转的化学伤害。消毒池要有良好的密闭性能，防止消毒药剂的挥发。要使遗体完全浸泡在消毒溶液中。

## 五、消毒剂

### （一）消毒剂选用

选用杀菌谱广、能除去尸臭和异味、不改变遗体皮肤颜色的消毒剂，应符合卫生部《消毒管理办法》的要求，常用的过氧乙酸、戊二醛、新洁尔灭等，均需至少作用30 min。

### （二）消毒剂使用注意事项

消毒剂对细菌等微生物具有强烈的杀灭作用，选择消毒剂时应注意以下几点：

（1）根据实际情况选择用于制作喷雾或浸泡液。

（2）应选用广谱、高效、作用迅速的消毒剂。

（3）选择使用方便的消毒剂，即易溶于水或易于点燃熏蒸。

（4）选择性质稳定，不易氧化分解、易燃、易爆、便于储存的化学药品制作消毒剂。

（5）选择对操作人员机体毒性小，对皮肤、机体、器具无腐蚀性或腐蚀性小的。

（6）选择杀菌力不受或少受腐败液体、坏死组织等有机物影响的。

# 第四节　遗体防腐室环境防护

## 一、环境设定

遗体防腐操作的对象是遗体，但实际操作过程也必须有一特定的地点与适合的环境作为保障，这是对遗体的尊重，也是遗体防腐质量的保证以及对防腐操作人员身心健康的爱护。

为达到上述要求，防腐操作室的环境与卫生要求包括：

### （一）适宜的微小气候

室内微小气候是由室内结构如墙壁、屋顶、门窗和地面等所形成的与室外不同的室内气候。室内微小气候由空气温度、湿度、气流和辐射四要素组成。室内微小气候通过影响体温调节机能作用于人体。良好的微小气候，有助于恢复体力，反之，则降低各系统的抵抗力，增加危险性。

空气温度对人体的温度调节起着主要作用。在温度升高时，皮肤毛细血管首先扩张，皮肤温度升高，通过辐射和传导对流来增加散热；然后汗腺活动增加，通过分泌汗液的蒸发来散热，每蒸发 1 g 水可带走 2.44 kJ（千焦耳）热量。汗液大量分泌，可引起体内水分，盐分损失，引起水盐代谢障碍。此外，高温可使胃酸分泌减少，抑制胰腺、肠腺活动，影响胃肠消化吸收功能。高温能使人体肌肉活动能力下降，劳动时容易感到疲劳。

湿度对人体的热平衡和湿热感有重大作用。高温时，机体主要依靠汗液蒸发散热来维持热平衡，湿度增高将妨碍汗液蒸发，使汗液大滴落下，引起热平衡的破坏，导致人的体温增高，脉搏加快。低温时，高湿度可加速肌体散热，使人体更感寒冷，导致毛细血管收缩，组织细胞内血液循环和代谢发生障碍而发生寒湿病症。

气流风速在不同季节对人体有着不同影响，在夏季，空气流动可促进机体散热使人体感到舒适，但当外界气温高于人体时，空气流通会促使人体从外界吸收更多热量，破坏肌体的热平衡。

辐射包括太阳辐射和人体向外界环境的热辐射，热辐射总是由高温物体向低温物体辐射散热。当周围墙壁温度比人体皮肤温度高时，热流从周围墙壁向人体辐射，使人体受热，当周围墙壁温度低于皮肤温度时，热流从人体向周围墙壁辐射，使人体散热。人体对这种热辐射的调节不很敏感，故易使人体丧失热量而受凉。

**（二）良好日照**

通过门窗的透光部位射进室内的直射日光称为日照。日光射入室内通过视觉和皮肤刺激神经系统，从而增强全身各系统的免疫力，增强组织再生能力和新陈代谢等。阳光中的紫外线具有杀菌作用，即使通过玻璃进入室内的阳光也具有杀菌的作用。此外，直射日光可改善室内动机微小气候，因此，操作室内有相当时间的适量日照是非常重要的。防腐操作室应坐北朝南，有明亮窗、门最适宜，以保证获得直射阳光和良好日照。

**（三）空气清洁**

污染的空气，可使工作人员感到食欲不振、疲劳、头晕、恶心、贫血，容易患各种呼吸系统传染病和其他疾病，有损健康。因此防腐操作室内应保证有清洁的空气，以利于工作人员健康，提高工作效率。同时，良好的空气流通原本就有一定的消毒、净化作用。

**（四）采光和照明**

太阳光线和人工光源通过视觉分析器均影响大脑皮层的兴奋和抑制过程，改变人体的生理反射和精神反应，保持头脑清醒和人体的正常活动，有利于良好地完成工作。防腐操作室中照明灯以白炽日光明灯最佳，有色灯管或钨丝灯泡会改变遗体的肤色，不利于观测和判别遗体防腐情况。

**（五）环境安静整洁**

选择和使用防腐操作室的时候应充分保证良好环境与卫生要求。防腐操作室不宜太大，每间大小一般为20—40 $m^2$ 左右，可在内放置几个操作台，各操作台之间留有工作人员活动空间。

室内应有水源和下水道，下水道必须肩负起具有二级处理工艺流程的功能。一级处理工艺流程为污水通过排水管汇集到污水处理站，先通过污水池沉淀，然后进入污水处理站。处理站设有隔栅、调节池、计量池、提升泵和接触池。消毒剂通过与水泵联动或与虹吸定量池同步定量投加至待处理污水中，通过管道或专用设备充分与污水混合后，进入接触池，在接触池内污水与消毒剂经过一定时间的接触后达到水质净化和消毒要求，排放入城市下水道。化粪池和沉淀池产生的污泥需定期清除和消毒处理。

二级处理工艺流程即生物处理，是利用微生物的代谢过程，将污水中的有机物转化为无机物。典型的二级处理工艺流程为：污水—隔栅—调节池—初次沉淀池—生化处理—二次沉淀池——加消毒剂—接触池。常用的方法有生物转盘法、生物接触氧化法、射流曝气法、塔式生物滤法、氧化沟法等。

操作室的地面、墙壁应光滑、无孔隙，容易擦洗消毒，为保持室内空气流通，应安装排气通风消毒净化设备。在遗体防腐操作室中采用的是上送下排的通风方式，同时在排风口，有空气滤网。室内使用风扇和吊扇都会引起病菌扩散，空气污染，所以在有条件情况下应安装空调设备。最好还附有较小的洗手间及器械、物品准备间。

要求更高的防腐操作室还可配有背景音乐系统，在工作人员操作时，播放较轻的音乐，以缓解工作人员的心情，使工作人员能够以更佳的状态投入到工作中。

### （六）空气净化

空气本身缺乏细菌生存所需的营养物，再加上日光对细菌的影响，故空气中细菌很少。但如果室内光照和通风较差，随着微生物不断地从室内人群的呼吸道、皮肤排出，以及室内物品表面的浮游菌，室内空气中细菌将比室外多。因此利用通风或空气过滤消毒器可使室内空气中的细菌、尘埃大大降低，达到净化的目的。

#### 1. 自然通风

定时开放门窗，以通风换气，这样可降低室内空气含菌的密度，短时间内使大气中的新鲜空气替换室内的污浊空气。通风是目前最简单、行之有效的净化空气的方法。通风的时间可根据湿度和空气流通条件而定，四季都应经常开放门窗以通风换气；冬季可选择清晨和晚间开窗，每日通风换气六次，每次 20—30 min。

2. 空气过滤除菌器

空气过滤除菌器是现代化的殡仪馆空气净化设备。即空气通过空隙小于细菌或孢子高效过滤器，利用物理阻留、静电吸附等原理除去介质中的微生物。通过过滤器除菌使操作室或遗体存放室内的空气达到相对净化的目的。

3. 紫外线灭菌

紫外线杀菌力最强的是波长 250—265 nm 的部分。操作室常用紫外线灯作空气灭菌。操作室的照射时间为 20—50 min（视房间大小而定）。为了加强紫外线灭菌的效果，在照射前，可在操作室和遗体存放室内喷洒 5% 石炭酸，以使空气中附着有微生物的尘埃降落，同时也可以杀死一部分微生物。操作室的工作台台面和椅子，可用 2%—3% 的来苏擦洗。然后再照射紫外线。由于紫外线对人体有伤害作用，所以，不要直视正在照射的紫外线灯，也不要在照射情况下进行工作。

**（七）污染治理**

防腐污水中含有一些特殊的污染物，如药物、消毒剂、洗涤剂，以及大量病原性微生物、寄生虫卵及各种病毒。尤其是处理过传染病遗体的污水中，含有多种传染性病菌、病毒，如肝炎病毒、结核菌和痢疾菌等。这些病毒、病菌和寄生虫卵在常温环境中具有较强的存活率和适应性，在污水中能够存活较长时间。如任其排放，必然会污染水源、传播疾病，故必须将这些污染消灭在源头。

1. 氯化消毒

防腐污水消毒是殡仪馆污水处理的重要工艺，殡仪馆污水消毒的主要目的是杀灭污水的各种致病菌，同时也可改善水质，达到国家规定的排放标准。

污水预处理前的加氯消毒：对于各类正常死亡的遗体产生的污水应

按每日投放含有效氯 25% 的漂白粉 1 kg 分 3—4 次投放。投放的漂白粉随流水冲入化粪池内，并在化粪池出口处有专人定期进行余氯测定。

当殡仪馆污水内集水管高于公共污水管或水体水位时（通常需要有 600 mm 的高度差），可采用虹吸式定比投氯消毒系统；当污水需要提升才能排出时，需在消毒混合接触池前设置污水泵提升污水，消毒投加设备与提升泵可同步运行，由集水池的水位控制污水泵自动启动，同时控制投药系统同步运行；氯片消毒法是把氯片消毒器置于出水管渠上，利用过流污水的冲力不断溶解消毒片，水流大时药剂溶解多，水流小时药剂溶解少，可基本达到比例投氯的目的。

液氯消毒一般采用真空式虹吸定比投氯系统；次氯酸钠、二氧化氯等消毒液的投加应采用双虹吸自动定比例投氯系统。

经一级处理的污水，加氯量一般设计为 30—50 mg/L；经过二级处理的污水，加氯量设计为 15—25 mg/L。实际加氯量可按出口污水中余氯量进行调整。

可采用漂白粉、次氯酸钠定容量加氯投放消毒法，按有效率 50 mg/L 用量加入污水中，并搅拌均匀，作用 2 h 后排放。

注意事项：

当用液氯消毒时，必须采用真空加氯机，并应将投氯管口淹没在污水中，严禁不加氯机直接向污水中投加氯气。

输送氯气的管道应使用紫铜管，严禁使用聚氯乙烯等不耐氯气腐蚀的管道；输送含氯消毒液的管道宜采用硬聚氯乙烯管，严禁使用铜、铁等不耐含氯溶液腐蚀的金属管。

2. 二氧化氯消毒法

二氧化氯用于污水消毒处理的投加系统和次氯酸钠消毒法一致。由于二氧化氯的氧化能力（消毒能力）是氯气的 2.63 倍，一般推荐二氧化氯。处理遗体接触过的污水使用量为有效氯投加量的五分之二。

**（八）防腐岗位卫生防护常识**

根据遗体处理程序的不同，可把工作的岗位划分为清洁区、半污染区和污染区。不同场所应根据实际情况分别进行常规清洁、消毒处理。

清洁区和污染区的消毒要求、方法和重点有所不同，若清洁区和污染区无明显界限，按污染区处理。

清洁区若无明显污染，应每天开窗通风换气数次，湿式清洁台面、地面 2 次。污染区在每天开始工作前及结束工作后，台面、地面应用含有效氯 250 mg/L 的含氯消毒液各擦拭 1 次，空气选用循环风动态消毒法消毒处理，废弃应分类进行消毒处理后放置到指定地点。半污染区环境消毒同污染区，防护工作衣、帽等一次性为最好。所有清洁消毒器材（抹布、拖把、容器）不得与污染区或半污染区共用。工作人员每次休息与下班前应用肥皂水洗手 1—2 min。防腐操作人员，每次连续佩戴的口罩不得超过 4 h，工作衣若有明显致病菌污染应随时更换，进出工作间应及时进行全身空气过滤消毒灭菌。除已知无传染的器材外，凡直接接触或间接接触过遗体的器材均视为具有传染性，应进行消毒处理。

**（九）个人卫生防护常识**

1. 勤洗手、常剪指甲

在日常生活中，手接触的东西很多，容易沾染上细菌和虫卵，特别是手指甲缝里，如脏东西比较多，会形成细菌寄生的良好场所，在接触其他物体的时候容易成为细菌传播的途径。

2. 勤洗头、常理发

头皮和头发会经常黏附皮脂和细菌等物，容易发痒。头皮抓破后会感染发炎。

3. 操作前穿戴好隔离防护用品

肌体死亡，但躯体上的病菌并不会死亡，对操作者本身同样具有危害性，穿戴好隔离防护用品是杜绝病菌传播必不可少的操作。

4. 六步洗手法

手心搓手心；手心搓手背；手指交叉；手指相扣；手心旋转揉拇指；在手心里旋转搓指尖。

**（十）遗体防腐卫生防护的原则**

（1）多数消毒剂和防腐剂具有毒性或腐蚀性，所以在进行消毒、防腐时，工作人员一定要有自我保护意识，采取自我保护措施，防止因消毒、防腐操作不当对人体造成伤害。

（2）热力灭菌、干热灭菌时应防止着火；压力蒸汽灭菌时应防止发生爆炸及灼伤操作人员等事故。

（3）紫外线、微波消毒时应避免对人体直接照射。

（4）使用易挥发性化学消毒、防腐剂时应防止有毒、有害气体的泄露，保持操作室内具有良好的通风环境，确保操作环境中相关气体的浓度，确保在安全范围之内。

（5）使用液体消毒、防腐剂时应防止过敏及对皮肤、黏膜的损伤。

（6）处理锐利器械和用具应采取有效防护措施，使用后收入锐器收集盒中，避免对他人的伤害。

# 第五节　殡仪场所致病菌安全限值

## 一、适用范围

### （一）固定殡仪场所

固定殡仪服务场所包括各类殡仪场所（殡仪馆、火葬场、骨灰堂、公墓和殡仪服务站）的客户休息室、业务室、悼念厅及守灵间等殡仪用房、停尸间、冷藏间、火化间、整容室、解剖室、消毒室和防腐整容室。

### （二）流动殡仪场所

流动殡仪场所主要有殡仪车。

## 二、安全限值

### （一）殡仪用房安全限值

表 4.1

| 项　　目 | | 安全限值 |
|---|---|---|
| 空气细菌总数 | 撞击法 /（cfu/m$^3$） | ≤ 3 000 |
| | 沉降法 /（cfu/ Ⅲ） | ≤ 35 |
| 空气溶血性链球菌 | 撞击法 /（cfu/m$^3$） | ≤ 36 |

### （二）遗体处置用房安全限值

表 4.2

| 项　　目 | | 安全限值 |
|---|---|---|
| 空气细菌总数 | 撞击法 /（cfu/m$^3$） | ≤ 2 000 |
| | 沉降法 /（cfu/ Ⅲ） | ≤ 20 |
| 器具上大肠菌群 /（个 /50 cm$^2$） | | 不得检出 |
| 器具上金黄色葡萄球菌 /（个 /50 cm$^2$） | | 不得检出 |

## （三）殡仪车辆安全限值

表 4.3

| 项　　　目 | | 安全限值 |
|---|---|---|
| 空气细菌总数 | 撞击法 /（$cfu/m^3$） | ≤ 2 000 |
| | 沉降法 /（cfu/ Ⅲ） | ≤ 20 |
| 器具上大肠菌群 /（个 /50 $cm^2$） | | 不得检出 |
| 器具上金黄色葡萄球菌 /（个 /50 $cm^2$） | | 不得检出 |

# 第六节　消毒的基本常识

消毒是指采用物理、化学或生物的方法，减少或清除病原微生物的传播，使之达到无害化的程度。灭菌是指杀灭或清除传播媒介环节中的所有微生物（包括芽孢），使之达到少菌或无菌的程度。消毒与灭菌是两种不同的概念，灭菌是最彻底的消毒，是一种广义的消毒。对于殡葬工作者来说，消毒、灭菌具有重要的现实意义，它可以减少病菌的传播，保护从业人员的身心健康。

消毒在日常生活中往往会受到各种因素和条件的影响与限制，所以在进行消毒操作前，必须综合考虑消毒目的、条件和环境情况等因素，选择一种或几种切实可行的消毒方法。

## 一、卫生要求

消毒灭菌有五个方面的要求，即遗体消毒、空间消毒、环境消毒、器具消毒和个人消毒。遗体消毒的目的是控制病原性致病菌，特别是各类传染病致病菌的传播；空间消毒的目的是对无形但存在着的事实的重视；环境消毒是保障广大逝者亲人与家属的身体健康；器具消毒是为了防止殡仪相关服务的操作人员受致病菌危害，对直接接触遗体和间接接触遗体的重复性使用的器具及物品都应及时消毒或定期消毒；个人消毒的对象是遗体接运工、遗体整容师、遗体防腐师、遗体火化师等直接处置遗体的殡葬从业人员，他们在进出操作场所、饭前、便后、休息时段和下班前均应进行洗手消毒。

## 二、消毒灭菌的原则

### （一）明确消毒的对象

应具体分析引起感染和传播的途径、涉及的媒介物，若有可能应了解细菌的种类，这样才能有针对性地选用消毒灭菌方法。

**（二）采取适当的消毒方法**

一般来说，应首选物理方法，因其效果可靠，方法简单。如物理方法不能适用则选用化学消毒法，因其消毒效果良好，简单实用。

**（三）控制影响消毒效果的因素**

许多因素会影响消毒剂的作用，而且各种消毒剂对这些因素的敏感性差异很大。

1. 微生物的种类

不同类型的病原微生物对消毒剂抵抗力不同，因此，进行消毒时必须区别对待。

2. 微生物的数量

污染的微生物数量越多需要消毒的时间越长，剂量越大。

3. 有机物的存在

（1）有机物在微生物的表面形成保护层妨碍消毒剂与微生物的接触或延迟消毒剂的作用，以至于微生物逐渐产生对药物的适应性。

（2）有机物和消毒剂作用后，形成溶解度比原来更低或杀菌作用比原来更弱的化合物。

（3）一部分消毒剂与有机物发生作用，则对微生物的作用浓度降低。如：消毒剂中重金属类、表面活化剂等受到有机物影响较大。

**（四）环境温度的变化**

温度的升高会杀灭部分细菌，但温度的变化也会对各种消毒剂产生或多或少的影响。如甲醛、戊二醛、环氧乙烷的温度升高 1 倍时，杀菌效果可增加 10 倍，而酚类和酒精受温度影响较小。

## 三、消毒剂的类别

消毒剂是指可杀灭活组织和物体表面除细菌芽孢以外的一切微生物，如细菌繁殖体、结核杆菌、病毒和真菌等的化学试剂。其主要包括以下几类：

（1）酚类。石炭酸、来苏等酚类化合物，在低浓度时，破坏菌细胞膜，使胞质内容物漏出，在高浓度时，使菌体蛋白质凝固。此外，酚类也有抵制细菌脱氢酶、氧化酶等作用。

（2）醇类。醇类杀菌机理在于去除菌胞膜中的脂类，并使菌体蛋白变性。杀菌力强弱和分子量成正比，但丁醇以下不溶于水。临床应用主要是乙醇，而无水乙醇几乎无杀菌作用，稀释至70%—75%浓度效力最大。大于80%浓度的乙醇，由于使菌体表面蛋白质迅速脱水而凝固，反而影响其继续渗入，杀菌效力反低。异丙醇杀菌作用远比乙醇强，且挥发性低。70%异丙醇可替代乙醇，用以消毒皮肤或浸泡体表。

（3）重金属盐类。高浓度时，易与带阴电的菌体蛋白结合，使之变性或沉淀。低浓度时，重金属离子则与菌体中酶蛋白的-SH基结合，使以此为必要基的一些酶类丧失活性。

（4）氧化剂。亦可与酶蛋白的-SH基结合使其变成-SS-基，导致酶活性丧失，强氧化剂还可破坏氨基、吲哚基和酪氨酸上的酚羟基。常用氧化剂有卤素、高锰酸钾、过氧化氢、过氧乙酸等。常用于消毒的卤素有碘和氯两类，碘多用于皮肤消毒，氯多用于水的消毒，后者氯化合物有漂白粉和氯胺。过氧乙酸为无色透明或淡黄色液体，易溶于水，为强氧化剂。对一般细菌、细菌芽孢、真菌、病毒等均有杀灭作用，常用0.2%—0.5%水溶液消毒。稳定性查，稀释液只能存放3天，且燃烧。

（5）表面活性剂。又称去污剂，易溶于水，能减低液体的表面张力，使物品表面油脂乳化，易被去除，故具有清洁作用。并能吸附于细菌表面，改变胞壁通透性，使菌体内酶、辅酶、代谢中间产物逸出，呈现杀菌作用。常用于消毒的表面活性剂有新洁尔、杜米芬等。

（6）氨基化试剂。甲醛、环氧乙烷、戊二醛等的杀菌作用在于对菌体蛋白的烷基化作用，这种作用不可逆，因而使酶发生改变而丧失活性。如甲醛与酶蛋白作用时，主要以羧甲基替代羧基、羟基和巯基上的氢原子，使酶失去活性。

## 四、常用消毒方法

在殡仪馆中常用的消毒方法分为两大类：一是物理消毒灭菌法，即利用物理因子杀灭微生物的方法，高温能够使微生物的蛋白质和酶变性或凝固（结构改变导致功能丧失），新陈代谢受到障碍而死亡，从而达到消毒与灭菌的目的：包括热力消毒灭菌、辐射消毒、空气净化等。二是化学消毒灭菌法，即利用化学试剂使菌体蛋白质变性或沉淀，破坏细菌的酶系统并改变细菌细胞壁或细胞膜的通透性来杀死细菌。

**（一）物理消毒灭菌法**

（1）煮沸。操作简单，效果可靠，不需特殊设备即可进行。煮沸时间为20—30分钟。金属器械、棉织品、玻璃制品等都可用煮沸消毒。

（2）高压蒸汽。需专用设备，专人操作，灭菌效果佳。

（3）紫外线。消毒用紫外线灯管有15 W、20 W、30 W等规格。灯管寿命为4 000小时。革兰氏阴性菌对紫外线消毒最敏感，革兰氏阳性菌次之。紫外线主要用于空气消毒。灯管离地面约2.5 m高，每10—15 $m^2$ 设30 W灯管1个。最好每照2 h后，间歇1 h后再照，以免臭氧浓度过高。消毒时工作人员应该离开。

**（二）化学消毒灭菌法**

1. 漂白粉

常用消毒剂，但性能不稳定，主要成分为次氯酸钙。一般计算以有效氯含量25%为标准。漂白粉剂型有乳剂、澄清剂、粉剂三种。通常用500 g粉剂加水5 L搅匀，静置过夜即成10%澄清液。常用浓度为0.2%，用于浸泡、清洗、擦拭、喷洒墙面。对结核杆菌和肝炎病毒用5%澄清液作用1—2 h。

2. 过氧乙酸

无色透明、有刺激性液体，具有腐蚀、漂白作用，是强氧化剂，杀菌能力强，能杀死一切微生物，具有高效、快速、无毒无害的优点。过氧乙酸溶液的使用：衣物用0.04%浸泡2 h；洗手用0.2%的液体；表面喷洒用0.2%—1%的溶液，用药量为每平方米25—50 mL，作用时间30—60 min。也可用于熏蒸。

3. 戊二醛

无色或淡黄色油状液体，有微弱甲醛气味，为广谱抗菌剂，对结核、肝炎病毒均能杀灭。性质稳定，腐蚀性小。

4. 乙醇

常用浓度为70%—90%，能杀死生长的革兰氏阴性菌和阳性菌，对肝炎病毒无效。日常使用的消毒液为医用乙醇，浓度为75%。

5. 新洁尔灭

淡黄色胶状液，易溶于水，性质稳定。可配制0.1%—0.5%溶液喷洒、浸泡、擦拭使用。

6. 甲醛

含甲醛35%水溶液，是经典的消毒剂。有强烈的刺激气味，主要用于熏蒸消毒。

一般消毒剂在常用的浓度下，只对细菌的繁殖体有效，对于芽孢需要提高消毒剂的浓度和延长消毒时间方可奏效。消毒剂的作用无选择性，对病原微生物和人体细胞都有损害作用，所以只能外用，主要用于体表（皮肤、黏膜、伤口等）、器械、排泄物和周围环境的消毒。

7. 碘酒

碘酒由碘、碘化钾溶解于酒精溶液而制成。碘是一种固体，碘化钾有助于碘在酒精中的溶解。市售碘酒的浓度为2%。碘酒有强大的杀灭病原体作用，它可以使病原体的蛋白质发生变性。碘酒可以杀灭细菌、真菌、病毒、阿米巴原虫等，可用来治疗许多细菌性、真菌性、病毒性等皮肤病。

8. 二氧化氯

二氧化氯是一种广谱、高效的灭菌剂。二氧化氯是自来水消毒剂，因对人体及动物没有危害以及对环境不造成二次污染等特点而备受人们的青睐。二氧化氯不仅是一种不产生致癌物的广谱环保型杀菌消毒剂，而且还在杀菌、食品保鲜、除臭等方面表现出显著的效果。

二氧化氯在极低的浓度（0.1 ppm百万分之一）下，即可杀灭许多诸如大肠杆菌、金黄色葡萄球菌等致病菌。即使在有机物的干扰下，在使用浓度为几十ppm时，也可完全杀灭细菌繁殖体、肝炎病毒、噬菌体和细菌芽孢等所有微生物。

# 第七节　环保、安全、卫生防护常识

## 一、消毒、防腐药剂安全管理

消毒、防腐药剂都是化学药品，部分属于危险化学药品，因此，对于消毒、防腐药剂的安全管理，必须遵循国家关于危险化学品管理的相关规定，做到如下几点：

（1）储存、使用危险化学品，应当根据危险化学品的种类、特性，在作业、放置场所设置相应的检测、通风、防晒、调温、防火、灭火、防爆、防毒、消毒、中和、防潮、防雷、防渗漏、防静电或者隔离操作等安全设施、设备，并按国家标准和国家有关规定进行维护、保养，保证符合安全运行要求。

（2）危险化学品必须储存在专用仓库、专用场地或者专用储存室，储存方式、方法与储存数量必须符合国家标准，并由专人管理。危险化学品出入库，必须进行核查登记，库存危险化学品应当定期检查。

（3）当危险化学品必须托运时，应当向承运人说明运输的化学危险品的品名、数量、危害、应急措施等情况。

（4）应该严格按照化学危险品的特性采取必要的防护措施，如遇火、遇热、遇潮能引起燃烧、爆炸或发生化学反应，产生有毒气体的化学危险品不得在露天或在潮湿、积水的建筑中储存。受日光照射能发生化学反应，引起燃烧、爆炸、分解、化合或能产生有毒气体的化学危险品应储存在一级建筑中，其包装应采取避光措施。

（5）装卸、搬运化学危险品时应该按照有关规定进行，做到轻装、轻卸。严禁摔、碰、撞、击、拖拉、倾倒和滚动。

除了在储存及相关管理上必须遵循国家有关规定外，在使用时，也必须做到以下几点：

（1）必须对使用者进行必要的使用指导，让其了解所使用的化学危险品的特性、使用注意事项、自我保护措施、发生问题后的处置方法等基本常识；

（2）必须建立使用登记制度，对于每次所需使用的化学品类别、数量、用途进行必要的登记；

（3）在使用化学品的过程中，必须做好必要的安全防护措施，加强职工的健康保障；

（4）每次使用完毕后，将剩余的化学品或使用完毕的化学品连同包装一并退还领用处，并登记。对于未使用完毕的、可再次使用的化学品，应在确认包装可靠的情况下，重新入库，但必须分开存放，在下次使用时优先使用。对于使用完毕的化学品包装，应该按照有关要求进行收集、储存，并按照化学危险品的特性，用化学的或物理的方法处理废弃物，不得任意抛弃、污染环境。

## 二、安全用电知识

在进行遗体防腐操作时，经常需要用到电源，为确保用电安全工作，必须遵守制度：

（1）操作室内电路由单位水电管理部门安装，任何个人不得自行接线接电。如防腐工作需要安装新的插座，也必须由单位电工来安装。

（2）电源线路必须安装可靠的保险装置，并正确使用保险丝，确保用电安全。禁止使用铜线和其他非专用金属线代替保险丝使用。

（3）操作室内禁止使用无关的其他大功率电器设备。安装大容量的电器设备，必须经单位水电管理部门批准。凡电源线路容量不允许安装大容量电器的地方，一律禁止安装。

（4）用电场所必须执行“人走电关”的规定，人员离开用电场所或电器设备不使用时，要关闭总电源。24 小时用电的设备，必须有专人检查、登记，随时掌握用电的安全情况。

（5）专用防腐电器设备在使用过程中，如发生打火、异味、高热、怪声等异常情况时，必须立即停止操作，关闭电源，并及时请电工检查、修理，确认能安全运行时，才能继续使用。

## 三、防火、防盗常识

### （一）防火常识

（1）熟识防腐操作室的地理环境，确保防火通道在任何时候畅通无阻；

（2）了解防腐操作室周围的消防设备及使用方法；

（3）切勿使电路超负荷运行；

（4）切勿在操作室内存放无关易燃危险品；

（5）所有工作人员必须熟悉电源总开关位置，如遇火灾，及时切断电源；

（6）定期由专业人员检查电器、电线，如发现损坏时，要立即更换；

（7）不同种类的燃烧物应用不同种类的灭火器扑灭：木、纸等物燃烧应用加压水力灭火器；油、燃料、汽油及其他易燃液体燃烧时应用干粉或泡沫灭火器；电线、电器、马达燃烧应用干粉或二氧化碳灭火器。

### （二）防盗常识

（1）工作人员离开防腐室时要随时关好门窗；

（2）下班时将室内的摄像头、报警器置于警戒自动状态；

（3）提高防卫意识，不要随意让陌生人进入防腐室。

# 第八节　防腐器械的消毒方法

## 一、常用遗体防腐器械的分类

合理选择和使用操作工具，有助于防腐操作的顺利进行，并且在操作过程中使操作者的身体得到有效保护。根据实际遗体防腐操作现将主要操作工具分类如下：

表 4.4

| 项目分类 | 产品举例 | 管理类别 |
| --- | --- | --- |
| 1. 电动器械类 | | |
| （1）电动输液机 | 专用 | Ⅱ |
| （2）电动抽吸机 | 专用 | Ⅱ |
| 2. 金属器械类 | | |
| （1）遗体防腐用剪 | 血管剪、尖剪、圆头剪、弯剪 | Ⅰ |
| （2）遗体防腐用钳 | 骨钳、肌肉钳、皮钳 | Ⅱ |
| （3）遗体防腐用针 | 引血针、注射针、缝合针 | Ⅰ |
| （4）遗体防腐用刀 | 大圆头、小圆头 | Ⅰ |
| （5）遗体防腐用钩 | 分离血管钩 | Ⅱ |
| 3. 其他 | | |
| （1）医用脱脂棉 | 医用 | Ⅲ |
| （2）高效黏合剂 | 502 | Ⅲ |
| （3）缝合线 | 0 号、1 号、3 号 | Ⅲ |
| （4）医用纱布 | 医用 | Ⅲ |

## 二、常用遗体防腐器械的工作原理

### （一）电动输液机

对遗体进行中、长期防腐操作的时候，在输液机内按比例放入多种化学药剂，运转后机器就会进行自动搅拌。输液时可以通过控制压力调节器对输液的速度和压力进行有效掌控，利用几种不同压力方式对血管进行输液操作。

**（二）电动抽吸机**

利用马达叶片形成旋转的气流，并产生负压形成吸力。吸力的大小可以通过对于压力表的操作进行控制。抽吸机能够非常方便和快捷的把遗体体液与积水抽吸干净。

**（三）防腐用剪刀**

在进行防腐操作的时候主要是对遗体上的条状组织结构进行分离操作，不同形状的剪刀是为了配合不同部位的操作。

**（四）防腐用钳**

使遗体上的骨、肌肉、皮、软组织短暂的开启、闭合是防腐用钳的最大作用。具有不同形状的钳，具有不同的功能。

**（五）防腐用刀**

在进行防腐操作中对遗体的软组织进行切割分离。

**（六）防腐用钩**

细巧的弯钩能够在切口内部迅速地找到血管的位置，并分离血管四周的膜状组织。

**（七）高效黏合剂**

在防腐操作时可黏合人体的软组织，防止各类液体的渗漏。

**（八）缝合线**

对已经被切开的遗体肌肉、表皮进行组织闭合，用于连接各层肌肉、表皮组织。

**（九）医用脱脂棉**

具有良好的吸附功能。

**（十）医用纱布**

具有良好的清洁、吸水与包扎、固定功能。

## 三、防腐器械与病原微生物

微生物容易受到外界环境的影响，当外界环境适宜微生物生长时，微生物就生长繁殖；当环境改变时，微生物就会在形态和特性等方面发生变异；若环境改变不适宜微生物的生长，微生物就会受到抑制，甚至死亡。由于防腐操作的特性及其他原因，许多器具不能完全实行一次性使用，因此，必须对防腐器械进行消毒灭菌。防腐器械的消毒灭菌也就是制造对微生物不利的外界环境，杀灭细菌，从而防止疾病的传播。

常用的灭菌方法有：

**（一）机械灭菌法**

是指用肥皂和流动水刷洗，通过肥化作用，可以除掉器械上的油污及所附着的细菌，水则用来冲洗器械上的污物及细菌。但机械灭菌法本身不能达到彻底灭菌，只是除掉污垢和油污，故常与其他灭菌方法结合使用。

**（二）高温灭菌法**

高温是最有效的灭菌方法之一。其灭菌机理是：

（1）高温能破坏细菌生存的环境；

（2）凝固细菌蛋白质；

（3）破坏细菌的细胞膜，最终使细菌死亡。

温度的高低和作用时间的长短是灭菌效果的决定因素。目前多用湿热法灭菌，因为细菌在潮湿环境中比在干燥环境中耐热能力差。

高温灭菌法有以下几种：

1. 煮沸灭菌法

在正常大气压下沸水温度达到 100 ℃，自煮沸开始计算时间，10—15 min 即可杀灭细菌，煮沸 1—2 h，能杀灭有顽强抵抗力的细菌芽孢。在水中加入碳酸氢钠，使其成 2% 的碱溶液，不但能降低水中氢离子浓度，而且可提高沸点温度达到 105 ℃，提高灭菌效果，并能防止金属器械生锈。这种方法的灭菌设备简单，应用方便，金属器械、搪瓷玻璃用具、橡胶塑料制品都可采用此种方法灭菌。

2. 干烤

在干烤箱中利用热空气，加热至 160 ℃，经 2—3 h，可达到灭菌的效果。一般洗净的玻璃器皿、金属物品、瓷器等可用此法灭菌。

3. 高压蒸汽

在密闭的高压蒸汽灭菌器内，蒸汽压力增加，温度也随之增高，高温与压力成正比关系。在常规用于灭菌的温度和压力下，1 g 饱和蒸汽凝为液体水时可放出 2 200.8 J 的热能，如果蒸汽不断凝为水时，则可放出大量热能，迅速提高被灭菌物体的温度和湿度，湿热的穿透力大于干热，湿热为细菌提供了水分，使细菌体中蛋白质容易凝固，故可在短时间内杀死细菌。一般常用于灭菌的蒸汽压力为 1.05 $kg/m^2$，温度 121 ℃，经 30 min，可杀灭所有的细菌和芽孢。此方法适用于金属器械、敷料、器皿等。

4. 火烧灭菌法

可用于搪瓷、钢精盆等的灭菌，在其内倒入少许 95% 的酒精，点燃至完全烧尽。

**（三）超声波杀菌**

凡大于人耳能听见的声波频率 20 000 Hz 者称为超声波，声波的杀菌作用，其频率比振幅更显重要，即高频低强度的声波比低频高强度的声波有效。超声波可杀灭细菌和多种病毒，如脊椎灰质炎、脑炎、狂犬病、天花等病毒，但对肝炎病毒等无作用，超声波的杀菌机理，是由于声波在液体中造成压力改变，而使细菌裂解。由于压力改变，应力薄弱区就形成许多小孔腔，此空腔化作用能破坏细菌原生质的胶体状态与细菌酶；声波还能使溶于液体中的氧变为过氧化氢，通过后者的氧化作用而杀菌。

**（四）化学灭菌法**

化学灭菌法为利用某些化学消毒剂的杀菌作用进行消毒的方法。用以消毒的化学药物，称为消毒剂。消毒剂的消毒作用，取决于消毒剂的浓度、消毒时间和状态。一般消毒剂的常用浓度，只对细菌的繁殖体有效，如要杀灭细菌的芽孢，需要提高消毒剂的浓度、延长消毒时间和选择有效的消毒剂。

溶液浸泡法是较常用的方法，适用于器械及不能应用高温进行灭菌的物品。使用时必须注意以下要求：①浸泡前应将被消毒的物品洗净去除油污，以免降低消毒液的灭菌作用；②物品应全部浸没溶液内，不可露出液面；③使用某些消毒液对金属器械灭菌时，如新洁尔灭、洗必太、消毒净等，必须加入防锈剂，如每 1 000 mL 溶液中，加入亚硝酸钠 5 g，使成 0.5% 浓度，或加入碳酸氢钠 3 g，使成 0.3% 浓度；④严格掌握浸泡时间，中途不得加入未消毒物品；⑤化学消毒剂具有强烈刺激性，且多有毒性，因此消毒物品在应用前必须用生理盐水冲洗。

化学灭菌法应注意以下几点：

（1）配制浓度应根据国家卫生部门的鉴定为依据，或根据消毒剂厂家推荐量配制，但要注意防止因厂家夸大效果而造成的无效消毒。

（2）大部分消毒剂都溶于水，可用水做稀释液用，但要注意水的硬度。如配制过氧乙酸时应用蒸馏水，以防止因金属离子加速其分解而降低消毒效果。其余不溶或难溶于水的消毒剂，应根据其理化性状，选择合适的稀释液。

（3）降低消毒液的表面张力有利于消毒药物与微生物接触而促进杀菌效果。因此，在配制消毒液时，可选用表面张力低的溶剂或加入表面活性剂以降低表面张力。

（4）配制时应尽量精确。配制消毒液时，要将药品完全溶解混合均匀。盛消毒液的容器应根据消毒药品性质不同选用，以防引起腐蚀、溶解等。配好后，可长期储存的消毒液，应用规定的容器盛好，并贴上写有药液名称、配制浓度和配制时间的标签，妥善保存，以防弄混。

（5）浸泡前应将防腐器械上油脂及锈斑擦净，浸泡有关节的器械时，应把关节打开；浸泡官腔器械时，应将腔内灌满消毒液，浸泡锐利器械时应垫以纱布保护，浸泡时间不宜过长以免生锈。

（6）消毒物品必须浸泡于液面下，中途不得随意加入新的待消毒器械。

（7）需要浸泡的消毒物品在浸泡前，必须用生理盐水彻底冲洗干净。

（8）使用具有挥发性的消毒剂时要加上封盖，并确认封盖严密。

（9）保持化学消毒液的有效消毒浓度，并经常进行测量，发现浓度不符合标准的时候应该及时更换。

# 第九节　固体废物处置

## 一、固体废物的定义

固体废物，是指人类在生产、加工、流通、消费以及生活等过程中提取所需要目的成分后，所丢弃的固态或泥浆状的物质。

随着人类社会文明的发展，人们在索取和利用自然资源从事生产和生活活动时，由于客观条件的限制，总要把其中的一部分作为废物丢弃。另外，由于各种产品本身也有其使用寿命，超过了寿命期限，也会成为废物。其实，一种过程的废物随着时空条件的变化，往往可以成为另一种过程的原料，废与不废是相对的，它与技术水平和经济条件密切相关。

固体废物的来源大体上可以分为两类：一类是生产过程中产生的废物（不包括废气、废水）；另一类是产品在流通过程和消费使用后产生的固体废物。

固体废物分类方法很多，可以根据其性质、状态和来源等进行分类。如按其化学性质可分为有机废物和无机废物；按其形状可分为固体废物（粉状、粒状、块状）和泥状废物（污泥）；按其危害状况可分为有害废物（指有易燃性、易爆性、腐蚀性、毒性、传染性、放射性等废物）和一般废物。应用较多的是按其来源进行分类，分为工业固体废物、矿业固体废物、农业固体废物、城市垃圾和有害废物五类。我国从固体废物管理的角度出发，将其分为工业固体废物、危险废物和城市垃圾等三类。

## 二、固体废物对环境的危害

固体废物对人类环境的危害很大。一方面，固体废物是各种污染物的终态，特别是从污染控制设施排出的固体废物，浓集了许多污染物成分，而人们对这类污染物却往往产生一种稳定、污染慢的错觉；另一方面，在自然条件影响下，固体废物中的一些有害成分会转入大气、水体和土壤，参与生态系统的物质循环，具有潜在的、长期的危害性。因此，对固体废物，特别是有害固体废物处理、处置不当，会严重危害人体健康。固体废弃物对环境的危害主要表现在以下方面：

**（一）侵占土地**

固体废弃物不加利用时，需占地堆放，堆积量越大，占地越多。据估计，每堆积 10 000 T 废物，占地约需 666.6 $m^2$。随着我国国民经济的快速发展和人民生活水平的提高，矿业废物和城市垃圾占地与人类生存和发展的矛盾日益突出。

**（二）污染土壤**

废物堆放和没有采取适当防渗措施的垃圾填埋，经过风化、雨雪淋溶、地表径流的侵蚀，其中的有害成分很容易产生高温和有毒液体并渗入土壤，杀灭土壤中的微生物，破坏微生物与周围环境构成的生态系统，甚至导致草木不生。其有害成分若渗流入水体，则可能进一步危害人的健康。

**（三）污染水体**

固体废物如随天然降水或地表径流进入河流、湖泊，或随风飘迁落入水体，则使地面水受到污染；如随渗沥水进入土壤，则使地下水受到污染；如直接排入河流、湖泊或海洋，则会造成更大的水体污染——不仅减少水体面积，而且还妨碍水生物的生存和水资源的利用。

**（四）污染大气**

固体废物一般通过如下途径污染大气：以细粒状存在的废渣和垃圾，在大风吹动下随风飘逸，扩散到远处；运输过程中会产生有害气体和粉尘；一些有机固体废物在适宜的温度和湿度下会被生物分解，释放出有害气体；固体废物本身以及在对其处理（如焚烧）时散发的毒气和臭气等。

**（五）影响环境卫生**

城市的生活垃圾、粪便等若清运不及时，就会产生堆存，严重影响人们居住环境的卫生情况，对人们的健康构成潜在的威胁。

## 三、固体废物的处置

### （一）收集

固体废弃物的收集方式主要有混合收集和分类收集两种。此外，根据收集的时间，又可以分为定时收集和随时收集。

#### 1. 混合收集

混合收集是指未经过任何处理的原生固体废物的收集方式。这种方法应用广泛。它的优点是简单易行，收集费用低，但是在混合收集过程中，各种废物相互混杂、黏结，降低了废物中有用物质的纯度和再利用价值，同时增加了处理的难度，提高了处理费用。

#### 2. 分类收集

分类收集是指根据废物的种类和组成进行收集的方式。这种方法可以提高回收物料的纯度和数量，减少需处理的垃圾量，因而有利于进一步处理的综合利用，并能够较大幅度地降低废物的运输及处理费用，还可以减少需要后续处理的废物量，从而降低整个管理的费用和处置成本。

对固体废物进行收集分类时，一般遵行如下原则：

（1）危险废物与一般废物分开；

（2）干垃圾与湿垃圾分开；

（3）可回收利用物质与不可回收利用物质分开；

（4）可燃性物质与不可燃性物质分开；

（5）定期收集和随时收集相结合。

### （二）贮存

固体危险废物的贮存容器必须有明显标志，具有耐腐蚀、耐压、密封和不与其他贮存废物发生反应等特性。在贮存时应力求做到以下几点：

（1）贮存场所内禁止混放不相容危险废物；

（2）贮存场所要有排水和防渗漏设施；

（3）贮存场所要远离焚烧设施并符合消防。

**（三）运输**

运输是废物收运系统的主要环节，它涉及的范围较广，如废物运输方式、收运路线规划设计、废物运输使用的专用收运工具、废物运输机具、集运点管理等。固体废物经鉴别分类和收集包装后，需要从不同的产生源地运送到中间转运站、处置场或综合利用设施。

固体危险废物运输者需要认真核对运输清单、标记，选择合适的容器、运装方式和适宜的运输工具，确定合理的运输路线及对泄漏或临时事故的应急补救措施。

固体危险废物的运输方式主要是车辆运输、船舶运输、管道运输等。其中，历史最长、应用最广泛的运输方式是车辆运输。

**（四）废物利用**

1. 通过分选技术加以利用

固体废物分选是实现固体废物资源化、减量化的重要手段。一种分选是将有用的废物充分选出来加以利用，将有害的废物充分分离出来加以处理。另一种是将不同粒度级别的废物加以分离。

2. 通过固化处理技术加以利用

固化技术是通过向废物中添加固化基材，使有害固体废物固定或包容在惰性固化基材中的一种无害化处理过程。经过处理的固化产物应具有良好的抗渗透性，良好的机械特性，以及抗浸出性、抗干湿、抗冻融特性。这样的固化产物可直接在安全土地填埋场处置，也可用做建筑的基础材料或道路的路基材料。固化处理根据固化基材的不同可以分为水泥固化、沥青固化、自胶质固化等。

3. 通过焚烧和热解技术加以利用

焚烧法是固体危险废物高温分解和深度氧化的综合处理过程。好处是把大量有害的废料分解成无害的物质。由于固体废弃物中可燃物的比例逐渐增加，采用焚烧方法处理固体废弃物，利用其热能已成为必然的发展趋势。以此种方法处理固体废弃物，占地少，处理量大，在保护环境、提供能源等方面可取得良好的效果。焚烧过程获得的热能可以用于发电，利用焚烧炉发生的热量可以供居民取暖，用于维持温室室温等。目前日本及瑞士每年把超过65%的都市废料进行焚烧而使能源再生。但是焚烧法也有缺点，例如，投资较大，焚烧过程排烟造成二次污染，设备锈蚀现象严重等。

4. 通过生物处理技术加以利用

生物处理技术是利用微生物对有机固体废物的分解作用使其无害化。可以使有机固体废物转化为能源、食品、饲料和废料，还可以用来从废品和废渣中提取金属，是固体废物资源化的有效的技术方法。目前应用比较广范的有：堆肥化、沼气化、废纤维素糖化、废纤维饲料化、生物浸出等。

**（五）殡葬危险废物的处理**

采用焚烧的方法处理殡葬危险废物是最常用、又是最彻底和比较简便的方法，它具有减容减量、杀菌灭菌、稳定等多项功能，但这不等同于火化炉的直接焚烧，而是由市政府指定有专业资质的机构，并申报各区专业审核单位，签订相关协议，包括接受登记交接等细节才能实施。

上海殡葬危险废物是由上海专业处置机构，属于上海医用危险废物专业处置范围，殡葬行业类的遗体相关接触类危险固体废弃物与金属类废弃物都已纳入其中。上海殡葬遗体相关危险废弃物都是由此专业机构，定点定时回收，全部经行焚烧处理。

学习防腐相关知识是社会公共安全的重要组成部分，是对整个社会必须的安全保证，也是对职业者本身以及相关联亲人朋友同事的一种承诺，是一切实际操作的前提与原则。

# 第五章　化学防腐剂

# 第一节　遗体防腐与化学

常用的遗体防腐保存方法有：药物防腐、真空或惰性气体防腐、干燥防腐、超低温保存等。为充分保持遗体及组织的形貌特征，无论在医学领域还是在殡葬部门，国内外普遍使用防腐剂进行遗体防腐保存。

防腐剂通过抑制微生物生长繁殖，或抑制细胞自溶，达到防止或延缓组织腐败变质，从而延长遗体保存时间。防腐剂大多属于广谱杀菌剂或抑菌剂，具有杀死多种微生物的作用。防腐剂与消毒剂有类似的作用，有些防腐液可以作为消毒剂使用。

了解一些化学基础知识以及遗体常用防腐剂成分的特性、各成分之间相互配置禁忌、前后加入顺序对药剂性能的影响，是每个防腐操作人员需要掌握的基本知识，这能够帮助在操作中根据遗体的时期不同通过调整防腐剂的比例达到更好的防腐效果。

## 一、遗体防腐化学简介

### （一）化学与遗体防腐化学的定义

化学：从字面上讲就是“变化的科学”。化学是在原子层次上研究物质的组成、结构、性质及变化规律的自然科学。

化学性质：物质在化学变化中表现出来的性质。如：酸性、碱性、氧化性、还原性，及其他一些特性。

遗体防腐化学是用化学方法处理尸体，使其免于腐败。遗体防腐的目的是保存尸体，其作用于人体的细胞层面。

### （二）化学试剂的分类

1. 按照使用目的分类

（1）特效试剂：在无机分析中测定、富集、分离元素时用到的试剂，如螯合剂、沉淀剂、显色剂等。

（2）基准试剂：用于标定标准溶液浓度的试剂，其特点是稳定性好，纯度高，杂质少，化学组成固定。

（3）标准物质：用于化学分析、仪器分析时作对比的化学标准品，或用于校准仪器的化学品。

（4）指示剂和试纸：用于鉴定某些物质的存在，或在滴定分析中用于指示其含量的试剂。

（5）仪器分析试剂：用于仪器分析的试剂。

（6）生化试剂：用于生命科学研究的试剂。

（7）高纯物质：用作有特殊需要的工业材料和一些痕量分析用试剂。

表 5.1 化学试剂的标签

| 级　　别 | 一级品 | 二级品 | 三级品 | | |
|---|---|---|---|---|---|
| 中文标志 | 优级纯保证试剂 | 分析纯分析试剂 | 化学纯 | 实验试剂医用 | 生物试剂 |
| 代　　号 | GR | AR | CP | LR | BR/CR |
| 标签颜色 | 绿色 | 红色 | 蓝色 | 棕色或其他色 | 黄色或其他色 |

2. 按照性质分类

（1）无机分析试剂：用于化学分析的无机化学品，如单质、酸、碱、盐、氧化物等试剂。

（2）有机分析试剂：用于化学分析的有机化学品，如烃、醚、醛、酮、羧酸、酯等化合物。

## 二、水溶液概念与计算

水可以用来溶解很多种物质，是很好的无机溶剂，用水作溶剂的溶液，即称为水溶液，用“aq”作为记号，如“HCl（aq）”（盐酸溶液）。

当物质溶解于水时，离子化合物在水中发生电离，以离子态存在，这样的溶液一般是透明的；当非离子化合物溶于水时，有些直接填补水分子间的空隙，有些可以与水发生反应，形成新物质，这些新物质溶解于水中。这些溶于水的物质都是溶质。特别需要注意的是，如果不作特殊说明，“× × 溶液”，指的就是“× ×”的水溶液。任何含有水的溶液，都必须称为“× × 的水溶液”，即不管溶质与水的比例，只要有水存在，都应该把水当作溶剂。

对于大部分物质，它们能在水中溶解的质量是有限度的，这种限度叫做溶解度。有些物质可以和水以任意比例互溶，如乙醇。但绝大多数物质在达到溶解度时，就不再溶解，会形成沉淀或者放出气体，这种现象叫做析出。还有一种特殊的状态，叫做胶体，胶体中，分散值大小在1—100 nm之间，由于电荷的作用不沉淀，悬浮在溶液中，牛奶是一种常见的胶体。

**（一）消毒剂、防腐液浓度的换算与配制方法**

防腐液与消毒液的水溶液的配置计算公式基本相同。

首先要确定消毒液、防腐液原液有效成分含量，标准成品的防腐液、消毒液原液都有说明书，其中会标识有效成分相关浓度与其他成分及含量，由于各地的产地不同会有所偏差，所以在产品到达和使用前均需复读核实，必须摒弃经验主义的弊端，避免造成配置的无效与浪费。

**1. 体积比的百分浓度计算方法**

通常来说，固体溶质配制的溶液用质量百分比进行计算，液体溶质配制的溶液用体积百分比进行计算。

常用消毒液与防腐液的有效成分含量的计算公式如下：

$$V = (C' \times V') / C$$

$$X = V' - V$$

V 为所需防腐液或消毒剂原液的体积。

C′ 为欲配制防腐液或消毒剂溶液的有效成分含量（浓度）。

V′ 为欲配制防腐液或消毒剂溶液的体积。

C 为使用说明书中标识的防腐液或消毒剂原液的有效成分含量（浓度）。

X 为所需水的体积。

以单一有效成分消毒液为例：

**例 1**

5% 84 消毒剂的有效氯含量为 50 000 mg/L，需要配制有效氯含量为 5 000 mg/L 的 84 消毒剂溶液 2 升（2 000 mL），应取 84 消毒剂原液多少毫升？加水多少升？

解答：（1）84 消毒剂原液计算

$$V = (C' \times V')/C$$
$$= (5\ 000\ mg/L \times 2\ 000\ ml)/50\ 000\ mg/L$$
$$= 200\ mL$$

（2）加水计算

$$X = 2\ 000 - 200 = 1\ 800\ mL = 1.8\ L$$

故应取消毒剂原液 200 ml，加水 1.8 L，即可配制有效氯含量为 5 000 mg/L 的消毒剂溶液 2 L。

**例 2**

10% 84 消毒剂的有效氯含量为 100 000 mg/L，需要配制 0.5% 有效氯含量为 5 000 mg/L 的 84 消毒剂溶液 2 升（2 000 mL），应取 84 消毒剂原液多少毫升？加水多少升？

解答：$V = (C' \times V')/C$

$$= (5\ 000\ mg/L \times 2\ 000\ ml)/100\ 000\ mg/L$$
$$= 100\ mL$$
$$X = 2\ 000 - 100 = 1\ 900\ ml = 1.9\ L$$

故应取消毒剂原液 100 mL，加水 1.9 升，即可配制有效氯含量为 5 000 mg/L 的消毒剂溶液 2 升。

**例 3**

某含氯消毒剂的有效氯含量为 0.5%，需要配制有效氯含量为 1 000 mg/L 的消毒剂溶液 10 升（10 000 mL），应取消毒剂原液多少毫升？加水多少升？

解答：有效氯含量为0.5%相当于100 mL消毒剂中含有0.5 g（500 mg）有效氯，每升（1 000 mL）中含有5 000 mg有效氯，即有效氯含量为5 000 mg/L。

$$V = (C' \times V') / C$$
$$= (1\ 000\ mg/L \times 10\ 000\ ml) / 5\ 000\ mg/L$$
$$= 2\ 000\ mL$$
$$X = 10\ 000 - 2\ 000 = 8\ 000\ ml = 8\ L$$

故应取有效氯含量为0.5%消毒剂原液2 000 mL，加水8 L，即可配制有效氯含量为1 000 mg/L的消毒剂溶液10 L。

**例4（溶质含量）**

某含氯消毒剂的有效氯含量为0.5%，需要配制有效氯含量为200 PPm的消毒剂溶液10升（10 000 mL），应取消毒剂原液多少毫升？加水多少升？

解答：1 PPm相当于1 000 000 mL消毒剂中含有1 g（1 000 mg）有效氯，每升（1 000 ml）中含有1 mg有效氯，即有效氯含量为1 mg/L。

$$V = (C' \times V') / C;$$
$$= (200\ mg/L \times 10\ 000\ mL) / 5\ 000\ mg/L$$
$$= 400\ mL$$
$$X = 10\ 000 - 400 = 9\ 600\ mL = 9.6\ L$$

故应取有效氯含量为0.5%消毒剂原液400 ml，加水9.6 L，即可配制有效氯含量为200 PPm的消毒剂溶液10 L。

2. 物质的摩尔浓度溶液的配制

根据稀释前后溶质的量相等原则得公式：$C_1V_1 = C_2V_2$

$C_1$：稀释前的浓度；$V_1$：稀释前的体积。

$C_2$：稀释后的浓度；$V_2$：稀释后的体积。

**例 5**

用 18 mol/L 的浓硫酸配制 500 mL，3 mol/L 的稀硫酸，需要浓硫酸多少毫升?

解答:

（1）$C_1V_1 = C_2V_2 = 18\ mol/L \times V_1 = 3\ mol/L \times 500\ mL$

$V_1 = 3\ mol/L \times 500\ mL/18\ mol/L = 83.3\ mL$

取 83.3 mL 18 mol/L 的硫酸，在不断搅拌下倒入适量水中，

冷却后稀释至 500 mL。

（2）实际配置方法有两种

其一，用固体试剂配制

公式：$m = C \times V \times M/1\ 000$

m：需称取的质量；C：欲配溶液浓度

V：欲配溶液体积；M：摩尔质量

例：欲配制 0.5 mol/L 的碳酸钠溶液 500 mL，

该称取 $Na_2CO_3$ 多少克?

$M(Na_2CO_3) = 106\ g/mol$

代入公式:

$$m = 0.5\ mol/L \times 500\ mL/1\ 000 \times 106\ g/mol = 26.5\ g$$

称取 26.5 克碳酸钠溶于水中稀释至 500 mL。

其二，用液体试剂配制

公式：$V_1 \times d \times a\% = C \times V \times M/1\ 000$

例：欲配制 2.0 mol/L 的硫酸溶液 500 mL，应量取重量百分浓度为 98%，d = 1.84 g/mL 的硫酸多少毫升? M 硫酸 = 98.07 g/mol

代入公式:

$$V_1 \times 1.84 \times 98\% = 2.0 \times 500 \times 98.07/1\ 000$$

$$V_1 = 2.0 \times 500 \times 98.07/1\ 000/1.84 \times 98\% = 54\ mL$$

**（二）溶液配制的操作**

配制溶液需要的仪器有天平、药匙、量筒、玻璃棒、烧杯、合适的容量瓶、胶头滴管。

（1）计算需要试剂的量；

（2）称量或量取：固体试剂用天平或电子天平（为了与容量瓶的精度相匹配）称量，液体试剂用量筒。

（3）溶解：将称好的固体放入烧杯，用适量（20—30 mL）蒸馏水溶解。

（4）复温：待溶液冷却后移入容量瓶。

（5）转移（移液）：由于容量瓶的颈较细，为了避免液体洒在外面，用玻璃棒引流，玻璃棒不能紧贴容量瓶瓶口，棒底应靠在容量瓶瓶壁刻度线下。

（6）洗涤：用少量蒸馏水洗涤烧杯内壁 2—3 次，洗涤液全部转入到容量瓶中。

（7）初混：轻轻摇动容量瓶，使溶液混合均匀。

（8）定容：向容量瓶中加入蒸馏水，液面离容量瓶颈刻度线下 1—2 cm 时，改用胶头滴管滴加蒸馏水至液面与刻度线相切。

（9）摇匀，盖好瓶塞反复上下颠倒，摇匀，如果液面下降也不可再加水定容。

（10）由于容量瓶不能长时间盛装溶液，故将配得的溶液转移至试剂瓶中，贴好标签。

**表 5.2　影响配制溶液的因素**

| | 对溶质的影响 | 对溶液体积的影响 | 对配成溶液浓度的影响 |
|---|---|---|---|
| 称量前烧杯内有水 | — | 增大 | — |
| 称量时右物左码（手动天平） | 减小 | — | 减小 |
| 用滤纸称量氢氧化钠固体 | 减小 | — | 减小 |
| 向容量瓶移液时有少量溅出 | 减小 | — | 减小 |

（续表）

| | 对溶质的影响 | 对溶液体积的影响 | 对配成溶液浓度的影响 |
|---|---|---|---|
| 未洗涤烧杯和玻璃棒 | 减小 | — | 减小 |
| 未冷却就注入容量瓶 | — | 减小 | 增大 |
| 容量瓶内原有水 | — | — | — |
| 定容时超过刻度线 | — | 增大 | 减小 |
| 定容时加水过多用滴管取出 | 减小 | — | 减小 |
| 定容时俯视刻度线 | — | 减小 | 增大 |
| 定容时仰视刻度线 | — | 增大 | 减小 |
| 摇匀正放后发现液面未到刻度线再加水 | — | 增大 | 减小 |

注：一代表无影响。

**（三）配制溶液的注意事项**

（1）浓碱、浓酸性化学物质注意不要溅到手上、身上，以免腐蚀，操作时最好戴上防护眼镜。一旦不慎溅到手上和身上，要用大量的水冲洗，再涂上硼酸溶液。

（2）称量时，使用烧杯放置。

（3）要注意计算的准确性。

（4）注意移液管的使用。

（5）稀释浓硫酸时，把酸沿器壁慢慢注入水中，用玻璃棒不断搅拌。

（6）配好的溶液要及时装入试剂瓶中，盖好瓶塞并贴上标签（标签中应包括药品名称和溶液中溶质的质量分数），放到相应的试剂放置柜中。

（7）溶解固体物质时，注意：

① 准备器材：托盘天平、药匙（或镊子）、合适的量筒、胶头滴管、烧杯、玻璃棒。

② 操作步骤：计算—称量—量取—溶解。

③ 注意事项：计算、称量和量取都要准确溶解时固体要溶解完全。

（8）溶解液体时，注意：

① 准备器材：合适的量筒、胶头滴管、烧杯、玻璃棒。

② 操作步骤：计算—量取—溶解。

③ 注意事项：计算、量取都要准确，同时需要不同规格的量筒。

## 三、常用防腐溶质的特性

### （一）水——一种特殊物质与媒介

在介绍常用防腐溶质之前需要先了解水。

1. 水的性质

水（化学式：$H_2O$）是由氢、氧两种元素组成的无机物，在常温常压下为无色无味的透明液体。水分子是极性分子。

水在常温常压下为无色无味的透明液体。在自然界，纯水是罕见的，我们所见到的水通常多是含有酸、碱、盐等物质的溶液，习惯上仍然将这种水溶液称为水。纯水可以通过蒸馏作用取得，当然，这也是相对意义上的纯水，不可能绝对没有杂质。

水是一种可以在液态、气态和固态之间转化的物质。

在气温20℃的环境中，水的热导率为0.006 J/s · cm · R，冰的热导率为0.023 J/s · cm · K，密度为0.1 × 103 kg/m$^3$的雪的热导率为0.000 29 J/s · cm · K。在3.98 ℃时水的密度最大，为1 × 103 kg/m$^3$；温度高于3.98 ℃时，水的密度随温度升高而减小；在0—3.98 ℃时，水不服从热胀冷缩的规律，密度随温度的升高而增加；水在0 ℃时，密度为0.999 87 × 103 kg/m$^3$；冰在0℃时，密度为0.916 7 × 103 kg/m$^3$。因此冰可以浮在水面上。

水的热稳定性很强，当水蒸气温度达2 000 ℃以上时，也只有极少量的水离解为氢和氧，但水在通电的条件下会电解为氢和氧。具有很大的内聚力和表面张力，除汞以外，水的表面张力最大，并能产生较明显的毛细现象和吸附现象。纯水不导电，但普通的水因含有少量电解质

（如矿物质、溶解大气中二氧化碳形成的碳酸）而有一定的导电能力。

水的三相点是 0.01 ℃（611.73 Pa 下），临界点是 374 ℃（22.064 MPa 下）。在临界点之上，水无法存在液相及固相，而在临界点之下水蒸气容易结成液相。

2. 水的分类

（1）水的“硬度”分类

水中所含钙、镁离子的总浓度，采用“硬度”这个概念来描述。硬水、软水是以钙、镁、钠 3 种矿物质含量高低来划分的，规定当每升水中含有相当于 10 mg 的氧化钙为 1 度。含钠离子、钾离子（碱金属），硬度低于 8 度的水，称为软水。含镁离子、钙离子（碱土金属），而硬度高于 8 度的水就被称为硬水。

软水的特点：软水加少量的肥皂，就能产生很多泡沫，软水比硬水更容易溶解镉和铅等金属。

硬水的特点：硬水会影响洗涤剂的效果，加热会有痕迹如水垢、残留物。

（2）其他分类

氯化钠分类。根据氯化钠的含量，可以分为：淡水、咸水。

生物水：在各种生命体系中存在的不同状态的水。

天然水：构成自然界地球表面各种形态的水相的总称。包括江河、海洋、冰川、湖泊、沼泽等地表水以及土壤、岩石层内的地下水等天然水体。

土壤水：贮存于土壤内的水。

地下水：贮存于地下的水。

超纯水：纯度极高的水，多用于集成电路工业。

纯水：纯度高的水，被认为不导电。

结晶水：又称水合水。在结晶物质中，以化学键力与离子或分子相结合的、数量一定的水分子。

重水的化学式：为 $D_2O$，每个重水分子由两个氘原子和一个氧原子构成。重水在天然水中占不到万分之二，通过电解水得到的重水比黄金

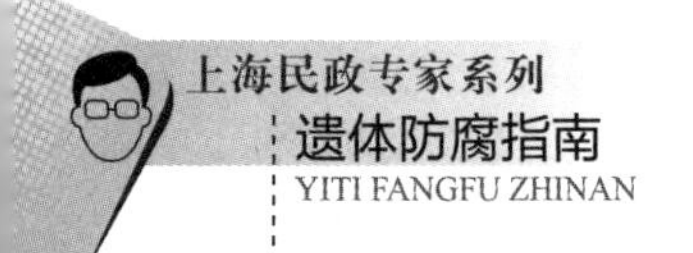


还昂贵。重水可以用来做原子反应堆的减速剂和载热剂。半重水的化学式：为 HDO，每个分子中含一个氢原子、一个氘原子和一个氧原子。超重水的化学式：为 $T_2O$，每个重水分子由两个氚原子和一个氧原子构成。超重水在天然水中极其稀少，其比例不到十亿分之一。超重水的制取成本比重水高上万倍。

3. 生物界水的概念

（1）组成细胞和生物体结构的成分：水分子是极性分子，细胞内部一部分水主要以氢键的形式与蛋白质、多糖、磷脂等固体物质相结合，这部分水不蒸发、不能析离，失去了流动性和溶解性，是生物体的构成物。如心脏，心肌含水量是 79%，和血液含水量差不多。但其所含的水主要为结合水，故成坚实形态。

（2）生物大分子具有一定的空间构象，它们的许多功能都与构象的相互转化有关。结合水是稳定大分子结构的必要因素。现已证明，脱氧核糖核酸的双股螺旋，胶原蛋白的三股螺旋，胰岛素、蛋白质晶体结构的形成，蛋白质分子向折叠的转化，类脂双分子膜的稳定等等，无一不和结合水的存在有关。

（3）在生物体系中，质子的传递对能量的转换起着十分重要的作用。而结合水所形成的有序水的网络，为这种质子传递提供了必要的结构基础钠离子和钾离子的主动运输是重要的生命现象。主动运输是指细胞内外的离子或溶质的一种逆电化学梯度或浓度的跨膜运输运动，通常用膜泵理论给以解释。也有人从细胞内有序结构水对离子的排斥作用来讨论这一问题，并为实验所证实结合水对某些生物体系的代谢具有决定性的影响。水合程度的不同，可出现无代谢、限制性代谢、正常代谢三个阶段，并证明了不同的代谢状态与结合水密切相关如肌肉收缩是收缩蛋白肌球蛋白周围水结构的形成与破坏的过程。

（4）生命活动中，蛋白质分子交叉结合产生冰结区，从而抑制代谢的观点，就是其中的一种。它与细胞内水的状态不无联系，而衰老过程中组织可塑性的衰减可能与蛋白质大分子结合水的能力有关。

低温生物学的研究有着重要的理论和实际意义。在深低温条件下，细胞内结合水状态的改变，对生物活性的恢复能力有着直接的影响，阐明了生命本质。

4. 人体与水

人体由超过 100 万亿个细胞组成，人体内大约三分之二的水存在于细胞中，剩下的三分之一存在于细胞间组织液或血液。水作为生命之源，它是人的重要组成部分。性别和年龄不同，体内含水量略有差异，男人含水量约为 60% 高于女人的 55%，胎儿体内水分占体重的 90% 左右，新生儿约占 75%，儿童约占 70%，成人约占 60% 至 65%，老年人占 50% 至 55%，就算是走到了人生的尽头，水在人体的占有比例也不容忽视。

5. 人体含水量

皮肤含水比例 72%，肌肉含水比例 73%，脂肪中大约有 10% 是水，关节软骨含有大量水分，骨头也大约有 20% 是水，心脏含水比例 79%，胃肠含水比例 75%，肝脏含水比例 68%，脾脏含水比例 76%，肾脏含水比例 83%，肺脏含水比例 79%，大脑含水比例 75%，脑脊髓液含水比例 99%，淋巴结含水比例 94%，血液含水比例 83%，眼球含水比例 99%。

6. 水在人体内的循环

人体的水循环复杂而神奇，纳入和排出的水量应维持平衡，即如果人体每日需要摄入 1.5—2.5 L 左右的水分，这也是人体每日呼吸、皮肤和肾等蒸发与排出的消耗。其实人体内的水，犹如流通的金融货币，不断地在各器官和系统间流通交换。用重水示踪剂的方法，科学家发现人体所有水分，在 15 天时段内更换 50%，一月后全部更换。

7. 水在人体的微观作用

水是细胞和体液的主要成分，细胞的大部分生理活动都是在水的直接参与下进行的；水又是一种溶剂，能溶解矿物质、维生素、氨基酸、葡萄糖和其他小分子，细胞所需的大部分营养物质，要溶解于水才能进入细胞，参与新陈代谢，维护人体内环境稳定，保持细胞的最佳功能。

8. 水在细胞中的状态

水在细胞中以自由水与束缚水（结合水）两种状态存在，因存在状态不同，其特性也不同。

（1）自由水是不被细胞内胶体颗粒或大分子所吸附、能自由移动、并起溶剂作用的水。细胞中绝大部分的水以游离的形式存在（约占细胞内全部水分的95.5%），自由水是指在生物体内或细胞内可以自由流动的水。在生物体内或细胞内可以自由流动的水，是良好的溶剂（物质可溶解在这种水中如葡萄糖）和运输工具。如人血液中含水83%，多为自由水，可把营养物质输送到各个细胞，又把细胞产生的代谢废物运到排泄器官。它的数量制约着细胞的代谢强度。

自由水占总含水量的比例越大，则原生质（泛指细胞内的全部生命物质）的黏度越小且呈溶胶状态，人体代谢也愈旺盛，因为水是各种生化反应的介质（细胞内的许多生物化学反应也都需要有水的参与，多细胞生物体的绝大多数细胞，必须浸润在以水为基础的液体环境中）。在细胞中所起的作用各异。由于自由水与结合水的比例不同，会影响到原生质的物理性质，进而影响代谢的强度。

自由水对防腐有重要作用，防腐时间的长短，冻存后的遗体质量都与自由水有关系。此外，自由水还是微生物代谢的必要条件，若自由水含量低，那么微生物将无法生存，就不会产生微生物腐败。

（2）结合水又称为束缚水或固定水，是指存在于溶质或其他非水组分附近的、与溶质分子之间通过化学键结合的水，也被称为组成水，是指与非水物质结合得最牢固的，并构成非水物。

具有与同一体系中自由水显著不同的性质，如低流动性，在 −40 ℃不结冰，不能作为所加入溶质的溶剂。

根据结合水被结合的牢固程度的不同，结合水又可分为化合水、邻近水和多层水。

9. 结合水与自由水的转换

自由水和结合水的区分不是绝对的，两者在一定条件下可以相互转化。如血液凝固时，自由水就变成了结合水。生物代谢旺盛，结合水可转化为自由水，使结合水 / 自由水的比例降低。当生物代谢缓慢，自由水可转换为结合水，使结合水 / 自由水比例上升。自由水越多，代谢越旺盛。结合水多，抗旱性越强。代谢越旺盛，年龄越小，自由水含量越高。

10. 防腐液常用配置水

（1）自来水

一种经过沉淀、过滤和氯气消毒，除去了明显的污染物又新增许多化合物的江河水。配置防腐液时需提前软化处理较好。

（2）纯净水（蒸馏水、太空水）

经过处理后纯洁、干净，不含有杂质或细菌的水是通过电渗析器法、离子交换器法、反渗透法、蒸馏法及其他加工方法而得，含少量碳酸等物质，无色透明。

经过一次蒸馏的蒸馏水是配置防腐液的标准用水。

（3）活性水

取自无污染或极少污染的低无机盐天然水，经膜分离技术超滤后，再以臭氧进行消毒，保存微量元素，提高含氧量，酸碱度与人体血液相似。最佳用水，但保存时间较短，需密封保存，即开即用。

**（二）防腐液的溶质**

化学防腐药液离不开溶质，以下介绍一些常用防腐溶质的性能。

1. 甲醛

甲醛，又名蚁醛，化学结构式 HCHO，无色透明液体，沸点 -19 ℃—-21 ℃，具有强烈刺激臭味的无色气体，易溶于水。40% 甲醛水溶液的商品名福尔马林，是危险化学品。福尔马林也是一种高效的消毒剂和防腐剂。被广泛地应用于医院、殡仪馆及病菌微生物较多的部门和领域。但由于它具有强烈的刺激气味、毒副作用及致癌作用，正在逐步被其他药物取代。

甲醛极易与蛋白质中的氨基结合，使蛋白质凝固，明胶凝结，组织固定。甲醛能保存脂肪和类脂质，其渗透力很强，收缩率不大，价格低廉，在维持遗体形态位置和保持皮肤颜色方面效果较好。

甲醛是一种应用时间最长的防腐保存剂。甲醛的缺点是：所固定组织往往会发硬变脆，肌肉纤维易被拉断，不利于解剖操作；具有强烈刺激性气味，对眼结膜、呼吸道黏膜以及经常接触的皮肤均有一定的损害，甚至致癌。

甲醛是还原剂，不应与氧化剂配合使用，否则甲醛会被氧化而成蚁酸，这一氧化反应在日光影响下也可进行，故应把甲醛存放于暗处或用棕色玻璃瓶。

甲醛水溶液容易发生聚合作用，如放置过久，水分蒸发，常与空气接触或低于 20 ℃时，能生成白色沉淀，即三聚甲醛或多聚甲醛（可加入对苯二酚以阻止甲醛聚合）。

2. 酒精

酒精，学名乙醇，其化学结构式为 $CH_3CH_2OH$，为无色液体，沸点 78.3 ℃，低毒，具有挥发性，比重为 0.80，能与石炭酸、甘油、水任意混合，是一种良好的溶剂。

酒精具有较强的脱水作用，能脱除细胞表面和内部的水分，使蛋白分子结构松解，并使蛋白质变性和凝固。这就是酒精消毒杀菌，保护组织，防止腐败的基本原理。酒精在组织中渗透性好，混合防腐保存液中加入酒精，可加强渗透力，缩短防腐固定时间。但过高浓度的酒精，能使细胞表面的蛋白质迅速变性凝固，形成一层保护膜，反而阻止防腐药物进入组织深层。用酒精固定，色泽保存较好，刺激性不强，无不良气味。酒精防腐的缺点是：脱水作用太强，遗体收缩率大，可达到 20% 左右。酒精还会溶解脂肪和脂类，因此，含有类脂质的器官，例如脑等，不宜用酒精防腐保存；酒精的另一个缺点就是挥发快，容易散失。

酒精还是一种还原剂，在氧化剂作用下易生成乙醛。配制防腐混合液时，应避免同时掺入氧化剂。

3. 甘油

甘油，学名丙三醇，化学式为 $C_3H_8O_3$，是无色、透明、无臭并带有甜味的黏稠液体，无毒，能与水和乙醇任意混合，比重 1.296 9（25 ℃），沸点 290 ℃。它对无机盐的溶解度较乙醇大，可溶解溴、碘、磺胺药物及其钠盐，并对某些药物，如鞣酸、苯酚、硼酸等有特殊的溶解力。其所形成的溶液较稳定，因此是很有利用价值的溶媒和保存液。

甘油有很大的吸湿性，能防止干燥，使动、植物性皮膜柔软而透明，还能降低水的表面张力和水的冰点。水溶液（1:10）对石蕊试纸反应中性。甘油不溶于乙醚、氯仿、挥发油和脂肪油。

在复合型防腐保存液中，甘油是一种良好的选用药物。利用它的防腐性、吸湿性和对某些无机盐类药物的特殊溶解力，所配成的溶液比较稳定，所固定的遗体不易干燥，比较柔软，结缔组织略呈现透明。更重要的是甘油能吸附与其混合的药物（甲醛、乙醇、苯酚等），滞留在遗体内部和表面使上述药物不易挥发和散失，达到增强上述药物的防腐保存效果，提高防霉能力。甘油又能减轻甲醛挥发，降低刺激性气味，改善环境。甘油具有亲水性和脱水作用，并随着溶度的增大而加强。高溶度甘油可使组织蛋白质变性，起到防腐作用，但也会使组织严重脱水，收缩干燥固定，要注意用量。甘油的缺点是：低浓度甘油渗透性能差，配混合防腐保存剂时，会同时降低其他药物的渗透速度；高浓度甘油，黏性大，注射时有很大阻力。为了弥补甘油渗透性差的缺点，可从多元醇类中找到渗透力较好的山梨聚糖醇代替甘油，若与酒精类溶液共用，更能加强渗透传入性能。

4. 苯酚

苯酚，又名石炭酸、羟基苯。其化学结构式为 $C_6H_5OH$，为最简单的酚类有机物。纯苯酚为具有特殊刺激性气味的无色晶体，熔点 43 ℃，沸点 183 ℃，20 ℃时水中溶解度为 8%，在 68 ℃以上可以完全溶解于水，有毒。苯酚呈弱酸性，在氢氧化钠溶液中可形成澄清的苯酚钠。

苯酚和乙醇相似，能使蛋白质凝固，是良好的杀菌防腐剂，但没有固定硬化作用，一般不单独使用，多与其他药物配合使用。苯酚的缺点是有刺激性气味，颜色不佳以及对肌肉（特别是心肌）和脑的防腐效果不理想；高浓度的苯酚有很强的腐蚀性，接触时要注意防护。浓苯酚可烧伤皮肤，如不慎沾上，需立即用酒精擦洗。低浓度苯酚可使神经末梢麻痹，长期直接接触，应采取适当防护措施。

加热溶化苯酚时，因其蒸气易燃，切勿直接近火，以免引起火灾。纯苯酚为无色的针状结晶，在空气中易氧化，逐渐变成粉红色、红色或暗红色。因此，苯酚在贮存时应尽量密封，不与空气接触，必要时需加抗氧剂。已变色的苯酚（石炭酸）会染色，不宜再用。苯酚类化合物氧化后可生成黄色的对苯醌，苯醌的熔点很高，达 115 ℃，不易溶解。若用大量苯酚液作为遗体保存液，一段时间后，由于苯醌的生成，会产生黄色泥浆样的沉淀物（苯酚与铁离子 $Fe^{3+}$ 结合形成的复合物）从而浸染防腐保存液，因此苯酚的防腐保存液要排除铁离子，应使用经离子交换器制取的软化水处理。

苯酚会腐蚀有机玻璃（苯酚溶液是有机玻璃的溶剂），经过含苯酚防腐保存液处理的遗体，不能用有机玻璃封装，使用时需用塑料容器（苯酚系列产品作消毒防腐药剂，对人的末梢神经有毒副作用，该药品在遗体火化过程中也易产生剧毒致癌物，建议慎用）。

5. 乌洛托品

福尔马林与氨水混合，经浓缩而生成六次甲基四胺的白色晶体，化学式为 $C_6H_{12}N_4$，一般称为乌洛托品。六次甲基四胺在酸性（盐酸或硫酸存在下）条件下，可分解，放出甲醛，故具有甲醛的各种防腐固定的性能，但是其效力要比直接应用甲醛液弱一些，易燃，具腐蚀性，可致人体灼伤，接触可引起皮炎，奇痒。

乌洛托品优点是：无强烈的损害性刺激气味，可改善遗体防腐工作环境，减少长期接触甲醛而造成健康危害。

6. 过氧化氢

过氧化氢，商品名双氧水，化学式为 $H_2O_2$，为无色透明液体，属氧化剂，溶于水、醇及醚，有腐蚀性，致癌，放置时渐渐分解为氧及水。贮存时不能盛满，应避光贮存于阴冷处。适当含量的过氧化氢水溶液，具有防腐、消毒、除臭及清洁作用。过氧化氢遇到组织中的过氧化氢酶时，迅即分解而释放出新生氧，具有杀菌、除臭、漂白、除污等功效，尤其对厌氧菌的杀灭作用最为明显，因此可用于处理腐败气体。过氧化氢与其他防腐药物混合配制成的复合型遗体防腐保存适用于遗体防腐保存的动脉血管灌注、腔内注射、皮肤肌肉下注射以及表面涂擦处理。过氧化氢还有漂白表面皮肤的作用，在使用于表面防腐时应特别加以注意。作为强氧化剂，过氧化氢具有较强的溶脂、溶血作用，可以破坏血液中的细胞成分，溶解血栓，利于防腐液在遗体血循环系统的动静脉血管中畅通流动。与福尔马林灌注防腐不同，使用含过氧化氢的复合型防腐保存液作为遗体全身动脉灌注时不需要将遗体内的血液从通过静脉引流排放。遗体血液就在遗体内溶化，血污液体不排放出体外的防腐处理对环境的卫生防护，对切断传染病的传播途径有着重大作用。由于过氧化氢的强氧化作用对组织细胞的破坏性比较大，最终都会导致组织细胞结构和纤维成分破裂分解，因此在防腐液配方中过氧化氢的浓度比例一定要适当。含过氧化氢的复合型防腐保存液的遗体防腐保存时期有限，一般来讲只适合短期防腐，不适合长期防腐。

过氧化氢对金属制品也有氧化腐蚀作用，使用含过氧化氢的复合型防腐保存液时需要特别注意不要损坏金属制作的防腐床和其他防腐设备。

7. 高锰酸钾

高锰酸钾，别名灰锰氧、PP 粉，化学式为 $KMnO_4$，强氧化剂，有毒，且有一定的腐蚀性，紫红色晶体，可溶于水，遇乙醇即被还原，常用作消毒剂、水净化剂、氧化剂、漂白剂、毒气吸收剂、二氧化碳精制剂等，如稀释一定比例后，其溶液可用于消毒杀菌。对热不稳定，高锰酸钾加热可以分解，生成锰酸钾、二氧化锰和氧气。在酸性或碱性溶液中稳定性更差，在不同的 pH 下，高锰酸根被还原的产物也有所不同：强碱性下生成墨绿色的锰酸根 $MnO_4^{2-}$，在中性和弱碱性下生成棕黑色的 $MnO_2$ 水合物，而在强酸性下则生成无色的 $Mn^{2+}$。安全性：高锰酸钾是一种强氧化剂，高锰酸钾固体与纯甘油或一些醇反应会剧烈燃烧。与皮肤接触可腐蚀皮肤产生棕色染色，数日不褪（可以使用维生素 C 或草酸溶液洗去）；高锰酸钾应避光、干燥保存。其溶液不稳定，缓慢分解并放出氧气。

8. 乙酸钾

乙酸钾（醋酸钾），摩尔质量为 $98.15\ g \cdot mol^{-1}$，外观白色，有潮解性，结晶粉末密度为 $1.57\ g/cm^3$（固），熔点 292 ℃，溶解度为 200 g/100 g。

乙酸钾是乙酸的钾盐，化学式是 $CH_3COOK$，低毒。储存时需要避免的条件有：潮湿、加热、火源、自燃物体及强氧化剂。取代氯化钙和氯化镁之类的氯化物，能防腐及控制调节 pH 值，用于保存、固定生物组织，与甲醛连用。

9. 硝酸钾

硝酸钾是钾的硝酸盐，化学式为 $KNO_3$。外观为透明无色或白色粉末，无臭、无毒，有咸味和清凉感，无毒，比重为 2.11。在水中的溶解度为 13 g/100 mL。潮解性较硝酸钠低，有冷却刺激盐味。溶于水，稍溶于乙醇，不溶于无水乙醇、乙醚。有护色剂，抗微生物，具有防腐的作用。摩尔质量为 101.103 2 g/mol，溶解度（水）为 110 g/100 mL 水（60 ℃）、32 g/100 mL 水（20 ℃），沸点为 400 ℃分解，溶剂有水，氨，甘油。

10. 氯化钠（无碘）

氯化钠 NaCl（食盐 97% 至 99% 的氯化钠）在多数情况下是白色的粉末，其结晶是半透明的立方体，但也可能会因杂质而呈现出蓝或紫的色调。氯化钠的摩尔质量是 58.443 g/mol，熔点为 801 ℃（1 474 ℉），沸点为 1 465 ℃（2 669 ℉），密度是每立方厘米 2.17 g。

氯化钠易溶于水，常温下在水中的溶解度是 359 g/L，0.9% 的氯化钠水溶液称为生理盐水。常压下，水盐体系的低共熔点为 −21.12 ℃（−6.02 ℉），低共熔物中盐的质量分数为 23.31%。该质量分数的食盐水沸点约为 108.7 ℃（227.7 ℉）。氯化钠溶液的 pH 值不是正好等于 7，而是视浓度，温度及纯度而定，介于 5.6 至 8.4 之间。氯化钠水中溶解度为（25）357 mg/ml，100 ℃为 384 mg/mL。

氯化钠，是离子化合物。钠离子和氯离子的原子质量分别为 22.99 g/mol 和 35.45 g/mol。也就是说 100 g 的氯化钠中含有 39.34 g 的钠和 60.66 g 的氯。氯化钠是海水中盐分的主要组成部分，它的存在也使得海水有了特有的咸味、苦味。氯化钠也是细胞外液的主要盐类，0.89% 的氯化钠水溶液俗称为生理盐水。

饱和食盐水之密度为（25 ℃）1.202 g/ml。25 ℃时，每一立方公分饱和食盐水含 316.223 mg 之氯化钠，1.8% 用于硬水软化，高浓度盐水有脱水与高渗作用。熔点：802.018 ℃（1 075.168 K），溶解压（水）：36.0 g/100 g（25 ℃），沸点：1 465 ℃（1 738.15 K），相关盐：乙酸钠，晶体结构：面心立方结构，溶解性：微溶于乙醇。

11. 苯甲酸

苯甲酸又称安息香酸，结构简式为 $C_6H_5COOH$，是苯环上的一个氢被羧基取代形成的化合物。苯甲酸常作为药物或防腐剂使用，有抑制真菌、细菌、霉菌生长的作用，药用时通常涂在皮肤上，用以治疗癣类的皮肤疾病。可用于合成纤维、树脂、涂料、橡胶、烟草等工业产品。熔点：122.4 ℃（395 K），溶解性（甲醇，乙醚）：可溶，沸点：249 ℃（522 K），主要危害：刺激性。

12. 重铬酸钾

重铬酸钾是一种有毒且有致癌性的强氧化剂，室温下为橙红色固体。溶于水，不溶于乙醇。化学式为 $K_2Cr_2O_7$，摩尔质量：294.185 g/mol，溶解性（水）：4.9 g/100 ml（0 ℃）。

13. 硫酸钠

硫酸钠是硫酸根与钠离子结合生成的盐；低毒。硫酸钠溶于水且其水溶液呈中性，溶于甘油而不溶于乙醇，暴露于空气容易吸水生成十水合硫酸钠。在 241 ℃时，硫酸钠会转变成六方型结晶。纯度高且颗粒细的无水硫酸钠称为元明粉，十水合硫酸钠俗称芒硝。硫酸钠味苦而咸，可作为干燥剂。化学式：$Na_2SO_4$，摩尔质量：142.04 g/mol，熔点：884 ℃（1 157 K）无水；32.4 ℃十水合物，溶解性（水）：4.76 g/100 ml（0 ℃）；42.7 g/100 mL（100 ℃），溶剂：水。

14. 乳酸

乳酸是一种化合物，它在多种生物化学反应过程中起作用。它是一种羧酸，化学式是 $C_3H_6O_3$。摩尔质量：90.08 g/mol，相关羧酸：乙酸、乙醇酸、丙酸、丙二酸、丁酸，沸点：122 ℃ at 12 mmHg。

15. 醋酸

乙酸，也叫醋酸、冰醋酸，化学式为 $CH_3COOH$，是一种有机一元酸和短链饱和脂肪酸，为食醋内酸味及刺激性气味的来源。纯正而且无水的乙酸是无色的吸湿性固体，凝固点为16.7 ℃，凝固后为无色晶体。尽管乙酸是一种弱酸，但是它具有腐蚀性，其蒸汽对眼和鼻有刺激性作用，闻起来有一股刺鼻的酸臭味，有除垢杀菌作用。沸点：118—119 ℃（391—392 K）（391.2 K，244.5 T），溶解性（水）：混溶，熔点：16—17 ℃（289—290 K）（289.6 K，61.6 T）。

16. 草酸

草酸，也称乙二酸，是一种强有机酸，化学式为$H_2C_2O_4$。常见的草酸通常含有两分子的结晶水。草酸在菠菜和植物大黄中广泛存在，有褪色漂白作用。摩尔质量：90.03 g/mol，熔点：101—102 ℃（二水），溶解度（水）：9.5 g/100 mL（15 ℃）；14.3 g/100 mL（25 ℃）；120 g/100 mL（100 ℃）。

17. 氨水

氨水指氨气的水溶液，化学式：$NH_4OH$或$NH_3 \cdot H_2O$。它是有强烈刺鼻气味、具弱碱性的液体，有毒。氨水中，氨气分子发生微弱水解生成氢氧根离子及铵根离子。“氢氧化铵”事实上并不存在，只是对氨水溶液中的离子的描述，并无法从溶液中分离出来。摩尔质量：35.04 g/mol，溶解性（水）：混溶，沸点：37.7 ℃（25%）；24.7 ℃（32%）。

18. 柠檬酸钠

柠檬酸钠，又称枸橼酸钠，是一种有机酸钠盐。外观为白色到无色晶体，有肥皂水的味道。化学式为$Na_3C_6H_5O_7$，摩尔质量：258.06 g/mol，密度：1.7 g/cm$^3$，熔点：105 ℃（分解），溶剂：水，溶解性：易溶于水。

19. 肝素（生物提取物）

肝素，也称为普通肝素，化学式为$C_{26}H_{42}N_2O_{37}S_5$，是一种天然糖胺聚糖抗凝血剂，可用来治疗及预防深静脉血栓、肺栓塞、动脉栓塞，也可用于治疗心肌梗塞以及不稳定型心绞痛。通常以静脉注射方式给药，也可以应用在采血管以及血液透析机。使用肝素常见的副作用包括出血、注射部位疼痛以及血小板减少症，严重可导致肝素诱发的血小板减少症。摩尔质量：12 000—15 000 g/mol，主要用于静脉注射、皮下注射。

20. 水蛭素（生物提取物）

化学式为 $C_{66}H_{93}N_{13}O_{25}$，是从水蛭唾液中提取得到的一种含有65个氨基酸残基和3对二硫键的多肽，分子质量为7千道尔顿，水蛭素对凝血酶的抑制作用有着高度特异与高效性，可直接抑制凝血酶，阻碍凝血酶的蛋白水解功能，故有抗凝血作用。与肝素相比，水蛭素用量少。

21. 氟化钾

氟化钾是氢氟酸的钾盐，是除氟化氢外氟离子的主要来源。它属于碱金属卤化物，水溶液会腐蚀玻璃（使用时，需用塑料容器），生成可溶的氟硅酸盐。为白色单斜结晶或结晶性粉末，味咸，易吸湿。溶于水，不溶于乙醇，化学式：KF，摩尔质量：58.096 7 g/mol，密度：2.48 $g/cm^3$。

22. 重碳酸钠

碳酸氢钠是一种无机化合物，化学式为 $NaHCO_3$，俗称小苏打、苏打粉、重曹、焙用碱等，白色细小晶体，在水中的溶解度小于碳酸钠，呈弱碱性。摩尔质量：84.007 g/mol，密度：2.2 $g/cm^3$，溶剂：水。

23. 麝香草酚

麝香草酚（百里酚）是一个单萜，是对异丙基甲苯的酚衍生物。其化学式为 $C_{10}H_{14}O$，与香芹酚是同分异构体，由于被发现于百里香中而得名。萃取得到的百里酚是白色结晶固体，有令人愉快的芳香气味，微有碱味，能随水蒸气挥发。百里酚是有很强的防腐性的复方制剂：其中薄荷脑、麝香草酚、薄荷油具有局部止痒作用；升华硫、水杨酸、硼酸具有杀菌或抑菌作用。摩尔质量：150.22 g/mol，密度：960 $kg/m^3$，水溶度：0.9 $kg/m^3$。

24. 明矾

明矾的化学式为 $KAl(SO_4)_2 \cdot 12H_2O$，又称白矾、生矾，可以用作净化水质、明矾有杀菌及消毒。由于可以抑制细菌的生长，常用作除臭剂，或止血剂。明矾结晶为极易溶于水中的无色或白色的八面体晶体。明矾受热时会先溶解于其自身所含的结晶水中，继续加热则失去水分而成无水硫酸铝钾白色粉末，称为“烧明矾”。对皮肤有轻微的刺激性。

25. 硼酸

硼酸化学式为 $H_3BO_3$，是一种无机酸，主要用于消毒、防腐，可用作止血药，以及制取其他硼化合物。其为白色粉末或透明结晶，可溶于水、酒精、甘油、醚类及香精油中，水溶液呈弱酸性。硼酸在水中的溶解度随温度升高而增大，并能随水蒸气挥发。硼酸和硼酸盐可以很迅速地与多元醇（如甘油）和 α-羟基羧酸形成稳定的螯合物，使其酸性增强。硼酸还可以杀死细菌、霉菌。

26. 硼砂

硼砂（四硼酸钠），化学式为 $Na_2B_4O_7 \cdot 10H_2O$，是非常重要的含硼矿物及硼化合物，通常为含有无色晶体的白色粉末，易溶于水。硼砂有广泛的用途，可用作清洁剂、化妆品、杀虫剂，也可用于配置缓冲溶液及制取其他硼化合物等。缓冲溶液指由“弱酸及其共轭碱之盐类”或“弱碱及其共轭酸之盐类”所组成的缓冲对配制的，能够在加入一定量其他物质时减缓 pH 改变的溶液。前提是要两种成对物质，是因为反应可以同时朝向酸或碱来缓冲，举例醋酸与醋酸钠的混合溶液就是缓冲溶液。若加盐酸，pH 不会下降太快，因为盐酸会跟醋酸钠反应，生成醋酸。相反，若加氢氧化钠，pH 也不会增加太快，因为氢氧化钠会跟醋酸反应，生成醋酸钠。缓冲溶液被用于使溶液的 pH 值保持恒定，也可控制生物在一定 pH 范围内生长，例如血液就是一种缓冲溶液。

27. 硫酸镁

硫酸镁（无水硫酸镁），是一种含镁的化合物，化学式为 $MgSO_4$。其粉尘对黏膜有刺激作用，长期接触可引起呼吸道炎症；对环境有危害，应特别注意对水体的污染，避免产生粉尘。无水的硫酸镁是一种常用的化学试剂及干燥试剂。其水溶液呈中性。硫酸镁常指七水硫酸镁（$MgSO_4 \cdot 7H_2O$），因不容易潮解，易称量，可定量控制。

28. 水合氯醛

水合氯醛，化学式为 $C_2H_3Cl_3O_2$，又称水合三氯乙醛、2，2，2-三氯-1，1-乙二醇，是三氯乙醛的醛水合物，用作有机合成中间体、催眠药和抗惊厥药。纯水合氯醛是无色透明有强烈辛辣气味的单斜片状结晶固体，味微苦，有挥发性，有毒。易溶于水、乙醇、氯仿、甘油、乙醚、丙酮、丁酮，微溶于苯、二硫化碳、石油醚、甲苯。遇碱分解为氯仿和甲酸盐。遇热释放出有毒有刺激性的气体。加热到 98 ℃时分解为三氯乙醛和水。

29. 乙酸钠

乙酸钠（醋酸钠），化学式为 $CH_3COONa$，晶体有无水和三水合物两种形式。

无水醋酸钠（$CH_3COONa$）为白色或灰白色的粉末，比重 1.528，熔点 324 ℃，溶于水，难溶于有机溶剂，水溶液呈碱性。结晶的三水合醋酸钠（$CH_3COONa \cdot 3H_2O$）比重 1.45，熔点 58 ℃，在 120 ℃时即失去所含的结晶水、变成无水醋酸钠。可用作生物缓冲剂，作为乙酸的共轭碱，乙酸钠可以与乙酸配置缓冲液，pH 调节范围为 3.7—5.6。

30. 水杨酸

水杨酸，化学式为 $C_7H_6O_3$（柳酸、邻羟基苯甲酸、2-羟基苯甲酸）。水杨酸易溶于乙醇、乙醚、氯仿、苯、丙酮、松节油，不易溶于水，20 ℃时溶解度为每 100 mL 0.2 g。水杨酸是一种有机酸，可由水杨苷代谢得到。它被广泛应用于有机合成中，水杨酸是一种酚类激素，常用作防腐剂和抗菌剂。水杨酸外用对微生物有抗菌性，抑制细菌、真菌生长，助穿透，有腐蚀作用，其防腐力近于酚。水杨酸可使角质溶解，其制剂浓度不同而药理作用各异。

31. 樟脑（生物提取物）

樟脑为樟科植物樟的枝、干、根、叶，经蒸馏后挥发，再用分馏法从中提取得到（天然樟脑）或用化学方法制得（合成樟脑）的一种饱和环状酮（$C_{10}H_{16}O$），1，7，7-三甲基二环 [2.2.1] 庚烷 -2- 酮。天然樟脑是右旋体，合成樟脑则是消旋体，为白色结晶性粉末或无色半透明的硬块，有刺激性臭味，味初辛后辛凉，易溶于氯仿、乙醚、乙醇、脂肪油或挥发油中，不溶于水，熔点为 176 ℃—181 ℃，在常温下升华。樟脑有较强烈的清凉感和芳香气味，具有皮肤刺激类药物活性、防腐活性、驱虫及防虫蛀活性。樟脑还有抗真菌作用，复合物麝香草酚樟脑有抗金黄色葡萄球菌等抗菌作用。樟脑与薄荷脑有促渗作用，3% 的樟脑对水杨酸和氟尿嘧啶均有明显的促渗作用，樟脑可作为透皮促进剂，作用于皮肤后可不同程度地改变其理化性质，破坏其正常结构，从而达到促渗的目的，萜类化合物常与丙二醇合用，产生协同作用，后者能增加促渗剂分配进入角质层。

32. 尼泊金酯（大类）

尼泊金酯（对羟基苯甲酸酯、羟苯甲 / 乙 / 丙 / 丁酯），外观为无色结晶或白色结晶粉末。尼泊金酯防腐剂属于“抑菌剂”，而不是杀菌剂。尼泊金酯对霉菌、酵母菌和细菌有广泛的抗菌作用，对霉菌、酵母菌作用最强，但对细菌特别是革兰氏阴性杆菌及乳酸菌作用较差。尼泊金酯的作用机理在于抑制微生物细胞的呼吸酶系与电子传递酶系的活性以及破坏微生物的细胞膜结构，从而阻止霉菌、酵母菌、细菌的发育作用，在 0.2% 就有良好的抑菌作用。尼泊金酯的烃基碳链越大，亲油性越强，这种作用越大，同时菌体对酯的吸附量越大，对细菌的发育阻止作用也越大。尼泊金异丙酯、异丁酯、戊酯以及苯酯和苄酯等酯类也被用于防腐。

33. 乳胶（生物提取物）

乳胶是指从天然的树木（被子植物，例如橡胶树）中抽取的树液，在空气中会凝固。它是一种微粒聚合物混合的乳剂，成分包括蛋白质、生物碱、淀粉、糖类、植物油、单宁酸、树脂、树胶等等。大多植物的乳胶都呈“乳白色的”，但是也有黄色、橘色或红色的乳胶。乳胶亦可指树液提炼后的延展性物质，或未经硫化制成的橡胶，即天然乳胶橡胶。可用于制乳胶手套，乳胶安全套和乳胶服装等。很多人对这种橡胶内的乳胶过敏。乳胶亦可指将单体聚合而成的聚合物，以界面活性剂乳化。

## 四、选择配置防腐剂的原则

（一）杀菌谱广，无强烈的刺激气味及异味，毒副作用小，遗体防腐效果好（包括：肌肉弹性、肢体柔韧性、面部色泽等）；

（二）对防腐操作人员无危害作用，环境污染小；

（三）遗体火化过程中，不产生对人和环境有危害作用的气体污染物。

# 第二节　防腐液配制

## 一、防腐药剂的安全管理

防腐药剂的安全管理，必须遵循国家有关危险化学品管理的相关规定，做到如下几点：

（1）用于储存、使用危险化学品的车间、库房等行业场所，应当根据危险化学品的种类、特性，进行相应的检测、通风、防晒、调温、防火、灭火、防爆、防毒、消毒、中和、防潮、防雷、防渗漏、防静电或者隔离操作等安全设施、设备，并按照国家标准和国家有关规定进行维护、保养，保证符合安全运行要求。

（2）危险化学品必须储存在专用仓库、专用场地或者专用储存室内，储存方式、方法与储存数量必须符合国家标准，并由专人管理。危险化学品出入库，必须进行核查登记，库存危险化学品应当定期检查。

（3）当危险化学品必须托运时，应当向承运人说明运输的化学危险品的品名、数量、危害、应急措施等情况。

（4）应该严格按照化学危险品的特性来采取必要的防护措施：如遇火、遇热、遇潮能引起燃烧、爆炸或发生化学反应，产生有毒气体的化学危险品不得在露天或在潮湿、积水的建筑物中贮存。受日光照射能发生化学反应，引起燃烧、爆炸、分解、化合或能产生有毒气体的化学危险品应贮存在一级建筑中，其包装应采取避光措施。

（5）装卸、搬运化学危险品时应该按照有关规定进行，做到轻装、轻卸。严禁摔、碰、撞、击、拖拉、倾倒和滚动。

（6）使用环节

① 必须对使用者进行必要的使用指导，让其了解所使用的化学危险品的特性、使用注意事项、自我保护措施、发生问题后的处置方法等基本常识。

② 必须建立使用登记制度，对于每次所需使用的化学品类别、数

量、用途进行必要的登记。

③ 在使用化学品的过程中，必须做好必要的安全防护措施，加强职工的健康保障。

④ 每次使用完毕后，用将剩余的化学品连同包装、使用完毕的化学品连同包装一并退还领用处，并登记。

⑤ 对于未使用完毕的、可再次使用的化学品，应在确认外包装可靠地情况下，重新入库，但必须分开存放，在下次使用时优先使用。对于使用完毕的化学品包装，应该按照有关要求进行收集、贮存，并按照化学危险品的特性，用化学的或物理的方法处理废弃物，不得任意抛弃、污染环境。

## 二、遗体防腐剂的配制

理想的防腐保存液应具备防腐效力强、使用简便、刺激性小、毒副作用小、无不良异味并在遗体火化过程中不产生剧毒致癌等危险污染物的特点，又能使防腐固定生效快、所保存的遗体收缩率小以及色泽和组织尽可能地接近活体状态。由于每种药物和方法都有其优点和缺点，所以，各领域的专家学者在各种药物的混合配制方面作了大量的探索和研究，目的都还在不停地改良，达到最佳的防腐效果。

民政部101研究所防腐保存液主要由质量戊二醛、百里酚、苯甲酸钠等水溶液构成。

上海防腐研究所“申龙牌”遗体保存防腐液是采用无机过氧化物、甘油、醇、植物（中草药）提取物等材料配制的防腐液。上海Yezeal“于泽”环保标本保存液主要成分是胍类复合成分，不含甲醛、戊二醛等有毒成分。

国际遗体防腐剂主要有美国Dodge、西班牙Complucad、意大利FineFIX等系列防腐剂。Dodge防腐剂应用较早，但一般含有甲醛。Complucad不含甲醛、苯酚，以有机过氧化物和乙醇为主要成分；FineFIX是Milestone专利的进行形态学研究的新型无福尔马林固定剂，但这两种防腐剂经现场实验证明防腐效果一般，不适用于中国国情。

下面列举几种常用的防腐液配方。

**（一）单一的防腐液**

很多溶剂与溶质均可单独使用于处理遗体。

**表 5.3　醛类单一型配方**

| 药　品 | 常用浓度 % | 调整幅度 % | 优点 | 缺点 |
|---|---|---|---|---|
| 福尔马林 | 1—10 | 1—10 | 填充、固定 | 硬度与不可逆 |
| 水 | 45—90 | 适量 | 溶解 | 杂质 |

鉴于每种溶剂与溶质都有其优点和缺点，单独使用，不易克服其缺点，现已逐渐采用混合配制的复合型防腐保存液代替单一药物。

**（二）复合型醛类防腐保存液**

复合型防腐保存液的配方很多，各有优缺点。配制复合型防腐保存液时，各种药剂的用量要根据具体案例情况作具体分析，充分发挥各种防腐固定药物的长处，克服其缺点，按照遗体保存时间个体的不同的情况和要求，灵活应用，但必须遵循药物配制原则，避免发生不良的化学反应。这里介绍一些常用的配方，以及在此基础上灵活增减的一些参考意见。使用时应针对遗体个体的条件和具体要求，加以选择并通过实践和变更，取得较为理想的实际使用配方。

**表 5.4　醛类复合型基础配方 1**

| 药　品 | 常用浓度 % | 调整幅度 % | 优点 | 缺点 |
|---|---|---|---|---|
| 福尔马林 | 5—15 | 5—15 | 固定 | 硬度与不可逆 |
| 酒精 | 20—25 | 10—50 | 渗透 | 溶脂 |
| 水 | 55—60 | 40—60 | 吸附 | 杂质 |

**表 5.5　醛类复合型基础配方 2**

| 药　品 | 常用浓度 % | 调整幅度 % | 优点 | 缺点 |
|---|---|---|---|---|
| 福尔马林 | 5—15 | 5—15 | 固定 | 硬度与不可逆 |
| 甘油 | 5—15 | 0—15 | 吸附保湿 | 渗透性差 |
| 水 | 60—70 | 适量 | 溶解 | 杂质 |

表 5.6　醛类复合型基础配方 3

| 药　品 | 常用浓度 % | 调整范围 % | 遗体防腐效果 |
| --- | --- | --- | --- |
| 福尔马林 | 10 | 5—15 | 防腐固定作用强，浓度越高，遗体成形好，硬度大 |
| 石炭酸 | 5 | 0—10 | 抗毒杀菌作用强，浓度过高时肉组织会变成黑褐色 |
| 酒精 | 30 | 0—70 | 有良好的渗透力，遗体固定彻底，色泽较好，但对脂肪及类脂有溶解作用 |
| 甘油 | 10 | 0—30 | 增加遗体的柔软性，保湿不易干燥，渗透性差 |
| 水 | 45 | 45 | 溶解吸附性好，渗透性差 |

表 5.7　醛类复合型基础配方 4

| 药　品 | 常用浓度 % | 调整幅度 % | 优点 | 缺点 |
| --- | --- | --- | --- | --- |
| 福尔马林 | 10 | 5—10 | 固定 | 硬度与不可逆 |
| 石碳酸 | 5 | 0—10 | 杀菌抗霉 | 肌组织颜色 |
| 酒精 | 30 | 0—75 | 渗透脱水 | 溶脂 |
| 甘油 | 10 | 0—30 | 保湿 | 渗透性差 |
| 水 | 45 | 适量 | 溶解 | 杂质 |

表 5.8　醛类复合型基础配方 5

| 药　品 | 常用浓度 % | 调整幅度 % | 优点 | 缺点 |
| --- | --- | --- | --- | --- |
| 福尔马林 | 1—15 | 5—10 | 固定 | 硬度与不可逆 |
| 酒精 | 10—15 | 0—75 | 渗透 | 溶脂 |
| 甘油 | 1—10 | 0—30 | 保湿 | 渗透性差 |
| 水 | 45 | 适量 | 溶解 | 杂质 |
| 氯化钠 | 10—20 | 5—20 | 脱水 | 变色 |

表 5.9　减少醛类刺激性气味配方

| 药　品 | 常用浓度 % | 调整幅度 % | 优点 | 缺点 |
| --- | --- | --- | --- | --- |
| 福尔马林 | 10 | 5—10 | 固定 | 硬度与不可逆 |
| 氨水（高锰酸钾） | 5 | 0—10 | 杀菌抗霉 | 肌组织颜色 |
| 酒精 | 30 | 0—75 | 渗透 | 溶解脂肪 |

（续表）

| 药　品 | 常用浓度 % | 调整幅度 % | 优点 | 缺点 |
| --- | --- | --- | --- | --- |
| 水 | 55 | 适量 | 溶解 | 杂质 |
| 麝香草酚 | 0.25—1 | 少量 | 渗透杀菌或抑菌 | 挥发 |

配制时，先将福尔马林加水稀释，然后加入氨水。加氨水后有放热反应，溶液温度升高，要待溶液冷却后，再加入酒精和麝香草酚。

**表 5.10　三次灌注原色保存配方**

| 药　品 | 常用浓度 % | 调整幅度 % | 优点 | 缺点 |
| --- | --- | --- | --- | --- |
| 第一次注射配方 | | | | |
| 福尔马林 | 5—20 | 5—20 | 固定 | 硬度 |
| 醋酸钾 | 3—5 | 1—5 | 调节 pH | 干燥 |
| 硝酸钾 | 1—5 | 1—5 | 护色 | 干燥 |
| 水 | 60—70 | 适量 | 溶解 | 杂质 |
| 第二次注射配方 | | | | |
| 酒精 | 80—96 | 为主 | 渗透脱水 | 溶脂 |
| 水 | 4—20 | 适量 | 溶解 | 杂质 |
| 第三次注射配方 | | | | |
| 甘油 | 15—20 | 5—20 | 保湿 | 渗透性差 |
| 醋酸钾 | 10—15 | 5—20 | 调节 pH | 干燥 |
| 石碳酸 | 2—5 | 1—5 | 杀菌抗霉 | 变色 |
| 水 | 50—60 | 适量 | 溶解 | 杂质 |
| 麝香草酚 | 加至饱和量 | | 渗透杀菌 | 挥发 |

注：上述配方适用于一般遗体的防腐保存，所列出的配方比例仅供参考。应用时根据遗体情况（环境温度、死亡时间、遗体年龄、死亡原因等），调整并记录防腐保存液中各种药物的配方比例、防腐保存液的用量以及防腐保存效果等，以累积经验，从而摸索出一个最佳的配方比例。此外，在上述配方基础上，针对不同情况，还可有选择地酌加一些药物。常用添加入复合型防腐保存液的化学药剂及其浓度范围如下：

| | | | |
|---|---|---|---|
| 氯化钠 | 5%—20% | 硼酸 | 3%—10% |
| 醋酸钾 | 5%—30% | 硼砂 | 5%—20% |
| 硫酸镁 | 5%—20% | 明矾 | 5%—15% |
| 硝酸钾 | 5%—20% | 水合氯醛 | 2%—10% |
| 硫酸钠 | 5%—15% | 樟脑少量 | |
| 醋酸钠 | 5%—20% | 麝香草酚 | 少量 |
| 水杨酸 | 1%—3% | | |

例如，Dodge醛类防腐剂。

美国Dodge公司防腐剂系列包括动脉灌注主剂（福尔马林含量2%—50%）、染色剂、保湿剂、女用动脉灌注剂、调节剂、腔注射防腐剂、病理性专用动脉灌注剂、净水软化剂等。其防腐剂系列多数为减轻甲醛强烈刺激气味的复合型防腐保存液，作用稳定可靠，保存遗体的颜色、湿度和肌肉饱满性都比较理想，适用于长期保存遗体的全身动脉血管灌注，尤其是需要长途外运的涉外遗体的防腐。

**表5.11　遗体处理的注射用化学药品**

| 药品名称 | 功　　能 |
|---|---|
| 动脉预注射 | 用于疏通通路与溶解被阻塞的动脉，以达到扩容与放血完全的目的，为后续的防腐剂的进入提供准基础 |
| 动脉湿润剂 | 使防腐保存液可以顺利流入遗体的动脉血管并起到保湿效果 |
| 动脉注射用防腐剂 | 部分具有着色功能，可使遗体皮肤恢复到自然色泽 |
| 净化水 | 用于溶解或中和防腐液中的化学药品、矿物质、金属盐等物质 |
| 固化剂 | 使用从某些植物中提取的生物胶体以直接吸走组织细胞内的水分 |
| 辅助防腐化学药品 | 包括注射前后用剂、着色剂等防腐辅助用液剂等 |
| 备注：除上述的主要药品外，还包括验尸专用化学药剂、除臭液、遗体固化用液、黏合剂、外用防腐霜、干燥剂、粉状防腐剂和消毒剂、清洁剂等 | |

## （三）不含甲醛的复合型防腐保存液

目前，国内外普遍采用4%甲醛（即10%福尔马林）溶液作为遗体防腐剂的主要成分。甲醛溶液对组织的固定硬化作用强，具有渗透性强、价格低、杀菌力强、防腐效果好等优点；但其明显的缺点是，组织硬而脆、弹性小，防霉效果差，并且甲醛具有强烈的刺激性气味，对人体有刺激作用、致敏作用、致突变作用等严重危害。为减少甲醛对环境和健康的危害，解剖学界也提供了很多改良方法，使用甲醛替代品或降低甲醛的浓度抑制甲醛挥发等。

不含甲醛的复合型防腐保存液，一般都没有很强烈的刺激性气味，固定后的遗体也比较柔软，但防腐固定作用比较弱。下列为比较常用的不含甲醛的复合型防腐保存液的配方。

1. 由石炭酸、甘油和酒精混合配制而成

表 5.12

| 药　品 | 常用浓度 % | 调整幅度 % | 优点 | 缺点 |
|---|---|---|---|---|
| 石碳酸 | 10 | 5—10 | 杀菌抗霉 | 变色 |
| 甘油 | 20 | 0—10 | 保湿 | 溶脂 |
| 酒精 | 20 | 0—75 | 渗透 | 溶脂 |
| 水 | 50 | 适量 | 溶解 | 杂质 |

注：石碳酸对末梢神经有不良作用，但可以发挥良好的防腐效果，防腐师在使用时应加强自我的保护意识。

2. 由明矾、氯化钠和石炭酸混合配制而成

表 5.13

| 药　品 | 常用浓度 % | 调整幅度 % | 优点 | 缺点 |
|---|---|---|---|---|
| 明矾 | 10 | 3—10 | 杀菌止血 | 凝固 |
| 氯化钠 | 10 | 10—20 | 脱水 | 变色 |
| 石炭酸 | 5 | 1—5 | 杀菌抗霉 | 变色 |
| 水 | 75 | 60—80 | 溶解 | 杂质 |

3. 扩张血管溶血配方

表 5.14

| 药　品 | 常用用量 | 调整幅度 | 优点 | 缺点 |
|---|---|---|---|---|
| 第一次注射方 | | | | |
| 重铬酸钾 | 4 g | | 固定渗透 | 变色 |
| 酒精 | 100 ml | | 渗透脱水 | 溶脂 |
| 第二次注射方 | | | | |
| 硫酸钠 | 3 g | | 干燥 | 变色 |
| 乳酸 | 1 g | | 扩张 | 渗透 |
| 蒸馏水 | 100 ml | | 溶解 | |
| 第三次注射方 | | | | |
| 醋酸 | 1% | | 除垢杀菌 | 干燥变色 |
| 草酸 | 0.5 | | 褪色 | |
| 生理盐水 | 100 ml | | 溶解 | 变色 |

4. 含双氧水的复合型防腐保存液

含过氧化氢（双氧水）的复合型防腐保存液具有溶脂、溶血、溶栓作用，作遗体全身动脉灌注时不需要引流放遗体血液。利于环境的卫生防护并能切断传染病的传播途径。过氧化氢的强氧化作用会裂解并破坏组织细胞的膜结构和纤维成分，因此必需严格控制防腐保存液配方中的过氧化氢含量和浓度。含过氧化氢的复合型防腐保存液对遗体的保存时期不长，一般只适合短期防腐。

5. 上海遗体防腐研究所研制的防腐试剂

（1）试剂的成分

试剂的成分有三类。第一类是异噻唑啉酮类化合物，2- 甲基-4- 异噻唑啉-3-酮、2-甲基 -3（2H）- 异噻唑啉酮、2-甲基 -3（H）- 异噻唑啉酮、1，2-苯并异噻唑啉 -3-酮和 5-氯 -2-甲基 -4-异噻唑啉 -3-酮中的一种或数种中的物质。第二类是二元醇，乙二醇、丙二醇一种或它们的混合物。第三类是植物提取物，丁香、高良姜、花椒、肉桂、牡丹皮的乙醇提取物。这三类试剂可单独使用、也可组合使用。

（2）防腐混合物的调配准备

首先，根据组成成分的比例，将植物的丁香、高良姜、花椒、肉桂和牡丹皮研碎后，取100 g，在100 mL乙醇中浸泡24小时，浸出液用活性炭过滤、脱色后备用。

其次，按调配比例将乌洛托品溶于净化水，制成溶液备用。或将尼泊金酯溶于乙醇，制成溶液备用。

最后，按调配比例将异噻唑啉酮类化合物加入二元醇中、搅拌后，依次加入甘油和正己醇。每次加入各物质时搅拌20—40 min，短暂放置后，加入二甲亚砜继续搅拌。按照比例加入上述步骤所得准备液，均匀搅拌，放置24小时后完成。

（3）实际操作

按中长期遗体防腐处理要求，实际操作可根据遗体腐败四期与遗体的腐败三个阶段（绿染、气体扩张、液化），优化防腐组合物再分解成ABCD四细化方，按照人体微观作用抗凝、扩容、固定表皮三部曲进行防腐，需符合人体的脉管系统的特点，从大血管到小血管，再到微血管，使组织灌注充分，最终以达到15—30天内室温保存防腐的目的。

ABCD四种细化配方，组合物的百分比组成分别为：

A. 部分过氧化物1%—11%v/v 甘油10%—30%v/v 醇10%—55%v/v 柠檬酸三钠0.05%—0.2%w/v 六次甲基四胺0.05%—1%w/v 水添加至总量

B. 部分过氧化物1%—11%v/v 甘油10%—30%v/v 醇10%—55%v/v 柠檬酸三钠0.05%—0.2%w/v 六次甲基四胺0.05%—1%w/v 五氯酚钠0.05%—0.5%w/v 香料0.05%—3%w/v 水添加至总量

C. 部分过氧化物1%—11%v/v 甘油10%—30%v/v 醇10%—55%v/v 高渗脱水剂0.05%—1%w/v 有机酸0.5%—5%v/v 六次甲基四胺0.05%—1%w/v 五氯酚钠0.05%—0.5%w/v 水添加至总量

D. 部分过氧化物1%—11%v/v 甘油10%—30%v/v 醇10%—55%v/v

高渗脱水剂 0.05%—1%w/v 香料 0.05%—3%w/v 有机酸 0.5%—5%v/v
六次甲基四胺 0.05%—1%w/v 五氯酚钠 0.05%—0.5%w/v 水添加至总量

注：上述组合物配方中所述的过氧化物包括无机过氧化物、有机过氧化物或二者的混合物；其中无机过氧化物优选双氧水，有机过氧化物优选过氧乙酸。所述的醇为 C1—C8 的脂肪醇或它们的混合物，优选乙醇、正已醇。所述的高渗脱水剂选自山梨醇或甘露醇。所述的有机酸选自乙酸或丙酸。所述的香料为常规使用的香料，包括芸香和薄荷等。

防腐组合物配制的方法通常按下述步骤进行：根据配方组成，将处方中固体物质先用少量水，分别或共同溶解，香料用醇溶解，备用；用非金属容器在高渗脱水剂水溶液中，加入剩余量醇和甘油搅拌 10 min，加入过氧化物，搅拌 5 min，加入有机酸搅拌 10 min，加入六次甲基四胺、五氯酚钠、柠檬酸三钠水溶液以及香料醇溶液，并用水添加至配制总量，搅拌，室温中静置 24 h，即得。

防腐组合物配方中加入的六次甲基四胺起到固定表皮作用、柠檬酸三钠起抗凝作用、五氯酚钠起杀菌防腐用。柠檬酸三钠的加入，使防腐液灌注更容易渗透至全身组织，表皮固定效果正常。

上述总配方下的四种细化配方，可以分别用于下述不同阶段，从而达到很好的防腐效果。

第一阶补充必需的水分（正常人每日摄入 1 000—1 500 mL 水，内生水 500—1 000 mL），再加上体表的水分蒸发（尤其在医院的遗体冷藏柜中保存），正常新鲜遗体处于严重脱水状况。此时使用 A 部分配方组合物，实施扩容及抗凝，就此疏通脉管系统。

第二阶段在脉管系统疏通后，一般要固定表皮，防止表皮发生自溶和腐败、皮下液化而脱落，这对长期防腐的遗体尤为重要，此时使用 B 部分组合物。

第三阶段在经过疏通脉管和表皮固定后，防止遗体的自溶和阻断腐败是长期保存遗体的重要步骤，此时用的为 C 部分配方组合物。与此同时，在遗体全身皮肤涂擦。

第四阶段部分配方防腐组合物，使皮肤表面形成一层保护膜，阻挡外界细菌的侵入，也是皮肤干燥，同时防止水疱形成。

具体过程：包括选择切口，切开遗体皮肤，皮下组织显露大动脉（腹动脉、颈总动脉、肱动脉）动脉剪开二分之一口径的管臂，向心和远心插入导管，正常遗体按A、B、C配方液滴入，遗体表明涂擦配方D，以分别达到抗凝、扩容、表皮固定和阻止自溶及阻断腐败。

（4）具体操作与药剂使用

① 先将遗体沐浴清洁。

② 取大血管易显露部位股动脉、颈总动脉或肱动脉切开皮肤，显露血管。剪开血管二分之一口径的管臂，向心和远心插入导管。

③ 正常遗体由于死亡后，脱水和微循环的堵塞，先用配方A部分快速滴灌1 000 mL，以达到扩容，抗凝。起疏通脉管系统的作业。

④ 滴注完配方A部分后，滴注配方B部分500毫升，对遗体的表皮起固定作用，防止表皮与真皮分离和液化。

⑤ 继之滴注配方C部分2 500 mL，对遗体自溶和腐败起有效阻断作用。

⑥ 最后用配方D部分，喷洒在遗体的颜面，躯干和四肢，以自然干燥。

⑦ 遗体防腐操作完毕，放置在室温下，对各部分按摩和效果观察。

⑧ 在室温下30天内遗体面容保持睡眠状，要求无脱皮、胸腹无绿色渗染和肿胀、无臭味。整个操作过程及术后的护理都无遗体体液排出。

6. 民政部101研究所研制的遗体保存液

防腐保存液主要由质量百分比为0.5%—2%的戊二醛、0.3%—3%的百里酚、0.5%—3%苯甲酸钠、0.1%—1%柠檬酸钠（或柠檬酸）、0.5%—3%甘露醇（或D—山梨醇）和体积比例为40%—65%的乙醇、5%—15%的丙三醇、1%—5%的有机酸、0%—1%的香精、14%—54%的水构成。

该配方可采用浸泡法或灌注法对尸体、组织和解剖物进行防腐固定，起到防腐、保存、消毒、祛臭作用。

相比于甲醛，戊二醛具有分子较大，不易挥发，刺激气味小等特点，戊二醛与蛋白质的反应也不如甲醛那样强烈。戊二醛属高效消毒剂，具有广谱、高效、低毒、对金属腐蚀性小、受有机物影响小、稳定性好等特点。戊二醛与蛋白反应有一个较宽的 pH 值范围，这对于防腐来讲是一个很重要的优点。因为人死后，从死亡到防腐这段时间中，机体的不同部位的 pH 值是不同的。实践证明，戊二醛作为防腐剂效果比甲醛好，但是其价格比甲醛昂贵，应合理调配防腐保存液组分，降低配方成本。

7. 上海 Yezeal“于泽”遗体固定液

“于泽牌”遗体固定液以天然食物、酵母提取液与胍类复合成分组成，分为固施稳和固施妥两个型号，选用多种无毒环保、性质稳定的广谱杀菌成分、酶抑制剂和调整渗透压及酸碱性的成分配伍达到协同作用，确保各种致病菌、腐生菌、霉菌等微生物在组织标本中不能生长和存活，并通过调整渗透压保持标本原有形状、体积、弹性、韧性和硬度不改变，通过阻断细胞自溶系统实现标本组织的细胞结构完整。

Yezeal“于泽”组织保存液中不含甲醛、戊二醛、苯及其衍生物；不含城市污水综合排放国家标准中规定的污染物外观无色、澄清溶液；对不锈钢、亚克力无腐蚀。

防腐液就是各种溶质混合水溶后的主体部分，如用一种固定防腐方解决所有遗体的防腐问题是不符合遗体个体差异性的原则，也不符合客观规律。根据现已经收集到的防腐方发现，防腐剂实际溶质含量与百分比之间的可调整跨度较大，各类溶质也体现出了多样性与丰富性的特点，这也使得防腐师有更大的选取空间。根据实际操作遗体的个体不同做出适当的调整，加入微量溶质，可使遗体的保存更能达到理想的效果。正是鉴于此类情况，现代防腐剂的研制与使用，正逐渐呈现出低毒、无毒、环保的发展趋势。

# 第六章　防腐操作

# 第一节　遗体现象

遗体现象也称为无生命现象，是指发生在遗体上的变化，是遗体遭受内、外环境影响所产生的被动作用的结果。各种不同的遗体会出现各种表现的遗体现象。

## 一、尸冷

尸冷即尸体冷却。人类属于恒温的温血动物，在正常条件下人类体温保持在恒定的 37 ℃左右。当体温下降到 20 ℃以下，新陈代谢逐渐停止，生命难以延续，就会出现死亡。

死亡后初期，是体温与环境温度的平衡期。大多数在死亡 2 小时后，体温开始下降；但有时也会出现死后高温的现象，在此阶段遗体的体温高于生前，常发生在因破伤风或痉挛抽搐而死亡的遗体，其体内释放出大量的热量，从而导致体温上升。

研究“死亡时”的冷却曲线可以分析死亡发生的时间过程。遗体冷却的演变通常会持续一定的时间，冷却曲线一般在 10 至 12 小时之间完成。但有些因素会影响尸体冷却过程的“死亡时”。

**（一）死亡原因**

大部分因慢性消耗性疾病、大出血、中毒（如酒精中毒）、大面积烧伤、冷冻引起的死者，遗体冷却过程很快；而急性疾病、一氧化碳中毒、机械性窒息以及某些毒物引起的急死者，其冷却的过程则比较慢，还有些疾病死后体温不仅不下降，反而暂时上升，如破伤风、脑膜炎等死者，他们由于体温调节机能障碍，体内产热增加，死后体温可先上升，甚至有高达 40 ℃，而后下降。

### （二）个体因素

由于个体身材大小、胖瘦和体重以及体表面积的不同，遗体冷却过程也不相同。

### （三）环境因素

环境温度和通风条件的不同，都会影响遗体的冷却过程。炎热天气，尸体降温会很慢，而将遗体放置在冷库内或在遗体表面覆盖塑料膜或被褥等，通过改变环境温度和通风条件，会很大程度地影响尸体冷却过程。将遗体保存在冷库中会延迟遗体现象的出现，但在冷藏效应过后（解冻期）则会明显加速遗体现象的出现。

## 二、尸斑

尸斑或称青紫斑，是死亡后因皮下血液淤积透过皮肤而出现在遗体表面的紫红色淤斑。尸斑的特征、颜色、强度和分布状况受多种因素的影响，通常出现在遗体的低位处，即在仰卧遗体的背面、俯卧遗体的腹面。但也会出现相反的情况，即尸斑出现在另一面的反常青紫斑，如在窒息和心肌梗塞所引起的死亡案例，常常可以在仰卧遗体的胸部或颈前部看到明显的反常青紫斑。有时在死亡开始后尸斑立即出现在遗体颈背部，而后再扩散到遗体全身的表面。在死亡后10—12小时左右，尸斑的出现部位逐渐固定，此后，即使受压尸斑也不会消失。

除遗体自身肤色的影响外，尸斑的颜色及其变化受多种因素影响，如樱桃红色尸斑多见于一氧化碳的中毒死亡者，巧克力棕色尸斑多见于高铁血红蛋白引起的中毒死亡者，鲜红色尸斑多见于冻死或氰化物中毒者，深红色尸斑多见于机械窒息引起的死亡者。溺水死亡者因遗体受浸泡肿胀的影响，其尸斑的颜色有较大的变化；由贫血、大出血及长期消耗性疾病引起的死亡，其遗体颜色苍白，尸斑不明显；而因窒息引起死亡时，遗体上深红色斑最为明显。颜面部青紫尸斑多见于生前患有心血管疾病、心衰死亡的遗体；而额部和耳后先出现尸斑多见于脑血管疾患死亡的遗体；身体黄染多见于生前患有肝胆系统疾病如肝硬化、肝肿瘤或严重肝炎。在一般常见死因的情况下，尸斑的颜色会由浅红色变为深蓝色，并保持一段时间。

## 三、尸僵

尸僵或称尸体强直。当死亡发生后不久，遗体肌肉呈松弛状态，但经过短时间后，肌肉变得坚硬，然后出现尸僵。死后 24 小时左右尸僵达到顶点或高峰期。此时，尸体强直痉挛最为厉害并难以克服。

尸僵与死前所受到的外界环境和致死原因有关。通常尸僵发生得越早，越局部，经过比较短的时间尸僵就会消失；但若尸僵延迟出现，范围越大，就会更加强烈并持续更长的时间，消失也越慢。根据尸僵固定的死者临死时姿态和动作位置，法医可以就此作参考来判断死亡性质和死亡场所的情况。

在某些情况，尸僵的出现会有比较大的变化，例如抽搐，二氧化碳、砷、可卡因中毒，触电，脑和脊髓致死性损伤（枪杀、交通和作业事故）所引起的死亡以及寒冷引起的死亡等，在这些案例中经常有出现早、范围广、持续时间长的尸僵现象。

尸体痉挛是属于尸体强直的一种特殊类型，在死亡后立即出现，没有一个肌肉松弛的前阶段。尸体痉挛使得遗体的一部分或整个遗体保持在死亡瞬间时的同样位置，然后分别出现局部痉挛和广泛痉挛。在抽搐过程中因强直性收缩死亡（如马钱子碱引起的中毒）、枪伤、中枢神经系统内自发损伤（特别是大量的脑出血）、射线烧灼致死、机械窒息（溺水）死亡的遗体中常常会出现尸体痉挛。

## 四、尸体脱水干燥和气味特征

当遗体暴露在外界环境条件下，尤其在干燥、通风的环境，由于遗体内液体的蒸发而导致部分遗体内水分丧失而出现尸体脱水干燥的现象。尸体脱水干燥也造成尸体重量减轻，儿童遗体尤为明显。因此死后几小时，遗体的重量就比活着时要轻，同时遗体的皮肤变干枯，失去弹性并变硬。

因糖尿病死亡的遗体表面会散发出酸性气味，肝脓肿死亡的遗体会有烂苹果的气味，肾功能衰竭死亡的遗体会有尿的气味，死亡前用的药物亦可产生特殊的气味，特别是某些中药的气味仍能在死亡后保持一段时间。

## 五、遗体自溶

死亡后，组织细胞逐渐失去生活能力，溶酶体等细胞器崩解，在各种水解酶的作用下组织细胞发生分解，器官软化、液化，这种死后组织的自身分解现象称为遗体自溶（或自体分解）。遗体自溶与自体消化不同。自体消化是死亡后胃肠管道壁受胃液、肠液的消化作用而发生的消化溶解过程。组织的自溶和自体消化过程与细菌无关，都属于无生命现象。

### （一）遗体自溶的机理

活体组织细胞对各类酶均有完善的保护能力。死亡后组织细胞失去生活能力，防止酶作用的保护能力也随之消失，细胞浆内溶酶体破裂，释放出多种水解酶并在细胞浆内被激活而产生强烈的水解作用，从而造成组织细胞内的蛋白质、核酸、糖等物质发生水解，引起组织细胞的崩解。肠腔和外界空气中的细菌亦能产生水解酶，更加速组织细胞的自溶过程。

自溶现象是由细胞内酶或酵素的作用而引起。正常细胞膜可以把溶酶体限制在细胞内。细胞膜的损伤和变质可导致细胞内酶的释放，导致细胞被消化，这个过程起始于死亡后的第一个小时，从而引起细胞内现有的细胞器质解体，最后酶破坏其自身的细胞组织，整个过程称为自溶。

### （二）影响遗体自溶的因素

各脏器发生自溶的快慢，与尸体所处的环境温度、死亡原因、尸体本身的状态以及各脏器的特征等因素有关。

1. 温度

自溶快慢与周围环境的温度有关，温度可以加速或延缓酶的分解作用，对遗体自溶的发生和发展影响较大。夏天死后即开始发生遗体自

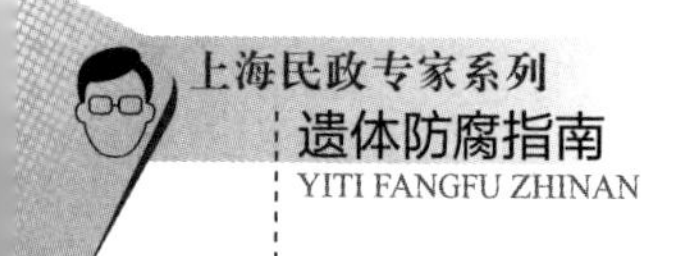


溶，冬天则发生较慢。室温高、衣着多、肥胖的遗体，由于其尸温下降较慢，导致自溶发生较快，可以将遗体迅速冷却，从而防止或减缓遗体自溶。

2. 死因

因机械性损伤、机械性窒息、中毒等而急速死亡的遗体，其组织自溶速度较快，主要原因可能为：（1）急性死亡者，其体内胰腺等组织内存在有大量具有活性的酶，而慢性消耗性疾病的死者，由于长期的慢性消耗，这种酶比较缺乏；（2）急速死亡者，尤其是机械性窒息死亡，尸温下降较慢，易促使自溶发生。

3. 各种脏器所含酶的差异

在不同的组织细胞中、溶酶体及其水解酶系的分布多少也不同，再加上各种脏器组织结构特点的不同，因此不同细胞、不同组织、不同脏器、不同部位的自溶速度都不同。各种脏器的自溶有一定的先后顺序。对何种脏器先发生自溶，有不同的看法，但一般认为胰腺自溶较其他组织为早，其次为脑细胞、胃肠道黏膜、肝、肾、心肺，在同一器官中，实质性的组织细胞较细胞间质发生自溶早。

## 六、遗体腐败

### （一）遗体腐败的机理

死后遗体组织中的蛋白质、脂肪和碳水化合物，在腐败菌的作用下不断分解为简单的有机物和无机物，组织器官逐渐液化崩解，最后软组织消失而仅残留下遗骨的过程，称为遗体腐败。

自溶现象是不需要细菌参与并与细菌无关的无生命现象。与此相反，遗体腐败则是一定要有细菌参与的一种生命现象，是存在于遗体内、外细菌共同作用的结果，遗体腐败能破坏遗体内的大部分软组织。在此情况下，酶可以来自遗体内繁殖的细菌，或者直接来自遗体外的细菌，通过口、鼻等部位进入遗体。常驻于肠道内的细菌往往起着主要的作用，破坏细胞间的连接成分并进入动脉、静脉和淋巴管，从而深入到遗体的各个部分。

### （二）遗体腐败的过程

1. 尸臭的产生

尸臭，是指尸体腐烂后散发的恶臭味道。常温下，死亡后3—6小时，肠道内的腐败菌繁殖生长，开始产生腐败气体，放出腐败臭味，称为尸臭。腐败气体除含氧、氮、氢、二氧化碳、甲烷外，还含有氨、硫化氢等具有强烈臭味的成分。

大量腐败气体的产生，先使结肠高度膨胀，并向上部肠管扩延，腹部高度膨胀隆起。尸臭从口、鼻、肛门溢出。尸臭主要是腐胺和尸胺的味道。

（1）尸胺

尸胺是一种在人体组织腐烂时由蛋白质水解产生的具有腐臭气味的化合物，常温下为浆状液体，深度冷冻可凝固结晶。尸胺在空气中发烟，能形成二水合物。

尸胺的分子式为$NH_2(CH_2)5NH_2$，与腐胺类似，尸胺也是一种具有一定的毒性的二胺。尸胺也被命名为戊二胺、二氨基戊烷、五亚甲基二胺或尸毒素。

（2）腐胺

腐胺是一种有机化合物，常温下为无色晶体或无色至微黄色液体。腐胺与尸胺一样，都是生遗体中蛋白质的氨基酸降解产生。腐胺的分子式为$NH_2(CH_2)4NH_2$，腐胺也被命名为丁二胺、二氨基丁烷、四亚甲基二胺或腐肉碱。

腐胺尸胺这两种化合物是腐败物质散发的恶臭气体的主要成分。高度腐败的遗体味道具有穿透性，持续滞留的特点需特别注意防护。

2. 尸绿的产生

肠道中的腐败气体硫化氢与血液中的血红蛋白结合成硫化血红蛋白，或与血液中游离的铁离子结合成硫化铁，透过皮肤呈现绿色，即称为尸绿。尸绿通常在死后24小时开始出现。

3. 腐败水泡的产生

遗体内产生的腐败气体继续发展扩散，若窜入表皮与真皮之间，会形成大小不等的气泡。再加上毛细血管内液体渗出和软组织的液化，使原有的气泡内充满腐败液体，称为腐败水泡。

4. 腐败静脉网的产生

死后体腔、内脏血管中的血液受腐败气体的压迫可流向体表，使皮下静脉血管扩张。充满腐败血液从而在遗体体表呈现红色或青绿色树枝状血管网，称为腐败静脉网。

5. 遗体各脏器腐败的顺序

一般情况下，各脏器腐败的顺序为：肠、脑、脊髓、胃、气管、肺、心肌、肝、肾和骨骼肌等。前列腺和子宫腐败较慢，血管、肌腱、韧带、软骨等对腐败的抵抗力较强，骨及毛发可保存更长时间。小儿尤其是新生儿的脑髓内积有大量水分，而且颅骨又较薄，细菌容易侵入，所以发生腐败较其他器官为早。

# 第二节　防腐基本知识

## 一、遗体腐烂的基本知识

无生命的遗体失去生活能力和自身保护能力，如果不采取防腐措施，放置在一般环境条件下，遭受内外环境中多种因素的作用，随着时间的延伸，遗体一定会发生腐烂变化。

**（一）遗体腐烂的原因——遗体自溶与腐败**

遗体自溶是与细菌无关的无生命现象，是引起遗体腐烂的主要内因。失去生活功能的细胞其内的溶酶体崩解，释放出各种水解酶并在细胞浆内被激活，使组织细胞内的蛋白质和核酸等高分子化合物以及糖蛋白、糖脂等复合物逐步降解，以致组织细胞崩解，器官软化液化，遗体腐烂。

遗体腐败是在遗体内、外细菌的共同作用，遗体组织内的蛋白质受腐败细菌的作用而分解。腐败细菌可以来自遗体外部，通过口、鼻或皮肤破损处等部位进入遗体，或者直接来自遗体内常驻于肠道或某些感染部位的细菌，腐败细菌大量繁殖后破坏组织细胞间的连接成分并扩散进入血管、淋巴管和体内的管道系统，破坏遗体各个部分的软组织，促使遗体腐烂。

**（二）影响遗体腐烂的因素**

1. 外界环境的温度

外界环境的温度对遗体的自溶和腐败的发生发展起着决定性的作用。25 ℃—35 ℃是最适宜腐败细菌生长的温度，过高或过低的温度都不适宜腐败细菌生长。在夏天，死后数小时遗体就开始自溶，但在低温环境中，遗体自溶和腐败的发生发展明显减慢。

2. 外界环境湿度

外界环境湿度可以影响遗体的自溶和腐败，组织细胞质内的水分含量可以影响水解酶释放。此外，各种细菌的生长都需要有适宜的湿度环境，相对高的湿度环境可使遗体中的水分含量达到70%以上，利于腐败菌的生长繁殖，从而加速遗体自溶和腐败的发生发展；相对低湿度的干燥环境不利于腐败菌的生长繁殖，从而可以减缓遗体自溶和腐败的发生发展。

3. 外界环境空气流动情况

外界环境空气流动情况通过对环境温度和湿度的影响，间接影响遗体自溶和腐败。遗体暴露在相对空气流动大的通风环境下，遗体及其周围的热量和水分容易散发，利于通过降低温度和湿度从而减缓遗体自溶和腐败。相反，在空气流动差、不通风的封闭环境下，遗体及其周围的热量和水分不容易散发，遗体及其周围的温度和湿度都很高，利于腐败菌的生长繁殖，从而加速遗体的自溶和腐败过程。从水中捞起的遗体，放在空气中，遗体自溶和腐败加速，埋葬地下越深无氧的遗体自溶和腐败越慢。

4. 死亡的原因

死亡原因也是影响遗体自溶和腐败的重要因素，急速死亡者（如猝死、机械性损伤或机械性窒息致死等）遗体组织内存在大量有活性的酶，遗体的自溶和腐败发生发展比较快。此外急速死亡者遗体内血液尚有一定的流动性，利于腐败菌的繁殖和扩散，也加快了遗体的自溶和腐败过程。烧伤、机械性损伤的遗体，细菌易经皮肤上的创口侵入体内，各种创面的存在也有利于细菌特别是腐败菌的繁殖，因此腐败发展较快。患水肿病，败血病、脓毒血症等感染性疾病的遗体腐败较快；大失血或脱水的遗体腐败发生较慢；某些中毒的遗体腐败较慢，与毒物起到的杀菌作用有关。

5. 遗体的年龄

各种不同年龄的遗体由于体内组织细胞中的水分含量不同，导致自溶腐败的速度不一致。尚未吃奶的新生儿遗体，因体内细菌较少，自溶和腐败的速度比较慢；婴幼儿遗体内含水分多，与成人遗体相比，自溶腐败较快；老年遗体内含水分最少，加之其生前新陈代谢比较缓慢，各种水解酶的含量相对比较少，因此老年遗体的自溶腐败往往比较缓慢。

6. 遗体的胖瘦

一般肥胖遗体较瘦弱尸体腐败快，这是由于肥胖遗体内部水分较多。肥胖遗体内含有较多的脂肪也利于腐败菌的生长繁殖。

**（三）遗体腐烂的分期**

遗体腐烂的发展过程可分为各有特点的四个阶段：染色期、气体发展期、液化期以及骨骼退化期。

1. 染色期

染色期是遗体腐烂的第一个醒目征象期，表现为死亡后的24—48小时内出现的尸绿。尸绿通常先出现在右下腹部，然后扩展到尸体的各个部分。开始呈现的绿色逐渐变深，一直到变成灰黑色，有时还带有浅红色的阴影。尸绿的出现部位会有变化（例如：溺水而死的尸体，尸绿先出现在颈部和肺部），出现时间的先后也是有变化的，但限于14小时到5天之间。

2. 气体发展期

气体发展期是以出现大量气体为特征，遗体内出现的腐败性气体可使遗体明显膨胀凸起，破坏遗体各部位的形态。遗体胸、腹部鼓胀，叩击能听到鼓击声；头部膨胀，眼和舌向外突出，男性生殖器肿胀非常明显。在气体发展期，另一个具有特征的表现是皮下浅静脉带有非常明显的浅红颜色，这是由于腐败气体的压力将血液推向表层的浅静脉内。气体发展期可持续数天，有时可达一至两周。

3. 液化期

在液化期，遗体会出现表皮剥离现象，表皮下区域潮湿，并通过遗体的各个孔道如口、鼻、外阴等部位排出液体。表皮脱离真皮层后出现大小不同的棕灰色水疱，用手指可以轻易地擦去表皮。遗体的指甲和毛发脱离，腹部出现裂缝，以让腐败气体逸出。在头部，眼眶和鼻翼变平，进而脸部软组织逐步破坏。所有的器官变软并渗出肮脏的腐烂液体。液化期可持续数月，通常在六至十个月之间。

4. 骨骼退化期

骨骼退化期持续约二至五年，遗体的软组织全部消失，形成被称为腐质的固化物质或仅留下遗骨。

## 二、遗体的质量

### （一）识别遗体质量的方法

遗体质量的识别就是用快速简便的方法判断出遗体的质量，这是防腐工作的最基本技术，“望、闻、触、测”是判断遗体质量的四大手法。

1. 望

专业的“望”有两层含义：

一是通过查看丧属或委托办理人、公安或医院方提供的信息，对遗体的基本状况有全面了解，同时检查核对死亡卡上的记录与接运单据的遗体资料是否都正确无误。主要的信息内容包括：姓名、性别、年龄、物品、死因、死亡时间、死亡地点、生前病史及是否有附带随身的内装或外挂的医疗器具等。

核对死者基本信息的方法有两种：

人工核对：人工核对的主要方法是由殡仪馆的工作人员将公安和医学部门出具的证明上的逝者信息、殡仪馆业务人员第一次接听或通过代办联系人口述、填单获得的信息，输入电脑存档，后再打印、发出单据，遗体到达接收工作交接口后再进行核对的流程。主要是通过核对的方法，证明遗体的身份与开具的证明上的信息内容完全统一。这种情况出现错误，大多由于人为因素原因造成，如姓名、性别、年龄与具体丧事承办人或委托人承办人之间的口误、疏忽、不仔细等造成的，以上几种情况发生问题的几率较高。

电脑核对：主要是把遗体的资料信息预先存放于电脑内，然后通过对电子条形编码的识别，由电脑独立完成核对信息的技术方法。这种双向核对的方式大大降低了出错几率，并能及时通知业务修改，在减轻操作者劳动强度的同时提高了工作的效率，可避免许多后遗问题的发生。

双向核对逝者信息的意义：

一是核对逝者死亡证明文件上的信息内容在法律上和对遗体处理的方式与实际操作选择上具有重要的意义。对于不同遗体的处理，国家有严格的规定，正常过世的遗体在处理时具有法律保护的合理合法性，而非正常遗体的处理方式，防腐师在接到公安部门的通知前只能做简单保湿冷藏处理，其他一概不能操作。

二是核对与观察遗体器官与体表的遗体现象和腐败现象。主要内容有：眼睛瞳孔点的状况，皮肤的色泽、有无尸斑、尸僵、尸绿、腐败静脉网，遗体裸露部位有无损伤，发生的范围大小以及遗体的形态变化等。

2. 闻

闻就是接触到遗体时就能闻到遗体散发的各种气味，根据多种不同的尸臭，初步判断遗体的腐败的特征和感染菌群的大致类别和腐败情况。

3. 触

触是通过手接触遗体的触感来判断遗体质量。通过对遗体头面、胸、腹、四肢等部位的按、压、搓、挤推断体腔内部是否有气体和滞留体液存在，若有应及时排出，也可判断皮肤中水分丧失程度如何，皮肤是否还具有弹性变化，尸斑颜色是否已经固定等。

4. 测

一测脉搏，切脉的部位以颈部二侧为主。通过切脉可判断心脏跳动的状况。殡葬防腐工作者常常对送来的遗体进行切脉，目的在于排除“假死”。切脉要求环境安静，更要求切脉者心神的安静，切脉前一定要静心调整呼吸，并将注意力完全集中于指下。

测脉搏操作判断的注意事项：

（1）测脉判断时要选择比较表浅的动脉进行测量。

（2）测脉判断时选择一至两处进行测量。

（3）测脉的时间要持续 1 分钟左右。

二测指标，是指用对遗体进行基本测量的方法。

主要测量内容有：遗体的体温变化、遗体湿度变化、含水量变化。用 pH 试纸或测酸碱电动小仪器，完成皮肤表面与血液的酸碱值测量，正确判断遗体质量，为防腐液的配置调整提供依据。

**（二）影响遗体质量的因素**

影响遗体质量的因素很多，主要为来自遗体本身和外界环境的影响。有利于腐败细菌生长的各种因素都会促进遗体腐败的发展，导致遗体质量变差；而不利于腐败细菌生长的各种因素则会阻止或延缓遗体腐败的发展，保障遗体质量较好。影响遗体质量的具体因素与影响遗体腐败的因素完全相同，包括遗体本身胖瘦、年龄和死亡原因以及外界环境的温度、湿度和空气流动情况等。

**（三）正确识别遗体质量的意义**

正确识别遗体的质量，除了可帮助决定防腐方法、防腐技术和防腐时间以及防腐剂的配方和用量外，还可根据遗体腐败的变化发展程度快慢制定防腐方案，因此认识各种遗体的腐败现象可以估计或识别遗体生前的疾病，以便在防腐操作过程中采取必要的防护措施。

## 三、遗体防腐的机理

存放在殡仪馆的遗体，若短期内不能进行火化，就必须设法防止或减缓遗体自溶和腐败的发生发展，为此应对遗体进行必要防腐处理。防腐处理的基本原理在于采取各种方法，从多种途径抑制遗体组织细胞自溶和腐败的发展进程，使遗体得到完好的保存。

**（一）遗体防腐与遗体防腐固定**

遗体防腐与遗体防腐固定的概念、方法和应用目的都不相同。遗体防腐是在一段时间内采用物理或化学的方法防止或减缓遗体腐败腐烂，使遗体保存在相对良好的状态并可防止可能发生的疾病传染，以便利用这段时间进行殡仪活动或遗体转运；遗体防腐固定则是采用化学的方法促使组织细胞内的蛋白质成分变性或凝固，以使组织细胞及其组成的器官固定在一定的形态位置并可保存较长的时间。

**（二）促使蛋白质变性凝固**

组成人体结构的许多物质，如蛋白质、糖及脂肪等本身都是相当稳定的。几十种与蛋白质、糖和脂肪有关的水解酶均被溶酶体膜包在溶酶体内并与其他细胞器等结构隔离开，这样可以防止各种水解酶与细胞质内的蛋白质成分接触，以免破坏细胞结构而引起细胞的死亡。但在死亡后，新陈代谢终止、缺氧、细菌毒素等均可破坏溶酶体膜，溶酶体中的各种水解酶进入细胞质，破坏细胞及其细胞间质成分。同时因死后缺氧，糖分解至乳酸阶段，不能继续彻底氧化成水和二氧化碳，造成乳酸的大量堆积，引起了组织细胞内 pH 值的下降，也为各种水解酶添加活性提供了有利条件。在组织细胞自溶的同时，腐败菌也作用于遗体，产生腐败。自溶和腐败相互促进发展，直到遗体完全腐烂解体。遗体组织的腐烂过程（自溶和腐败）必须要有水解酶和腐败细菌的参与，而水解酶的本质和细菌的本身都是由蛋白质构成。因此，凡是能使蛋白质变性凝固的物理、化学因素均能使水解酶失去活性，并能抑制或杀灭细菌，有效防止或减缓组织细胞的自溶和腐败，从而达到遗体防腐固定的目的。常用的加热、紫外线和干燥脱水等物理性方法以及醛类、酚类、重金属盐类等化学防腐剂都具有促使蛋白质变性凝固的作用。

**（三）干扰腐败菌的酶系统**

在活体组织细胞内，酶系统参与多种生命物质的合成与分解，酶是生命新陈代谢过程必不可少的化学物质。包括腐败菌在内的各种微生物也同样存在着各种酶系统，腐败菌的酶系统作用于遗体，促使遗体自溶和遗体腐败的发生与发展。组成酶系统的各种酶通常以没有活性的酶原形式储存于生物体内，一旦酶原被激活成活性酶就可以发挥其功能。有些酶原或酶的结构中含有特殊的功能基（如硫氢基 SH），可自身激活成活性酶。因此如果腐败菌内的这些酶原或酶的功能基被氧化或与其他物质结合就可使酶失去活性，腐败菌就无法进行正常的新陈代谢而被杀死。某些氧化剂和重金属离子等可通过氧化功能基或与功能基结合作用破坏腐败菌内酶系统的某些酶原或酶的结构，杀死或抑制腐败菌的生长繁殖。从而防止或减缓腐烂的发生与发展。

**（四）破坏腐败菌原浆膜的渗透性**

与其他生物细胞和细菌一样，腐败菌的原浆膜也属于半渗透膜，半渗透膜可以调节生物细胞和细菌与环境之间物质交换。半透膜的通透性具有选择性，只允许水分等小分子物质通过，但不允许蛋白质等大分子物质通过。水分总是从渗透压低的一侧流向渗透压高的一侧。如果采用物理的或化学的方法破坏腐败菌原浆膜的渗透性，使腐败菌原浆膜内物质外渗，水分内渗即开引起腐败菌肿胀破裂而死亡，从而防止或减缓遗体腐烂的发生与发展。

**（五）脱水的防腐机理**

腐败菌内的水解酶对遗体组织细胞的自溶和腐败作用要求组织细胞内含有一定的水分，如果遗体组织细胞的水分很少，水解酶的作用就会减弱，那么，遗体组织细胞的自溶和腐败就难以继续发展。

**（六）低温的防腐机理**

低温抑制遗体内各种水解酶，同时也抑制遗体内、外腐败菌内酶系统的活性．从而抑制遗体组织细胞的自溶和腐败。冷冻低温的脱水干燥作用也减弱水解酶对遗体组织细胞的自溶和腐败作用。

# 第三节　防腐方案

## 一、制定多种防腐方案

**（一）长期防腐**

以防腐液动脉灌注为主，必要时配合防腐液浸泡或低温辅助防腐。

**（二）短期防腐**

直接向四腔（腹膜腔、胸膜腔、颅腔和口腔）注射遗体防腐保存液并配合重要部位（颈面部等）局部注射以及遗体表面擦拭遗体防腐保存液。

**（三）低温辅助防腐**

人工制造一个低温的环境，使遗体得以保存。5 ℃—-18 ℃的冰箱的是属于冷藏。遗体防腐应放置在深低温冰箱，才能达到防腐的目的。

**（四）浸泡防腐**

浸泡法是将遗体浸泡在适当浓度的防腐浸泡液中，使药物逐渐地渗入到遗体皮肤肌肉和内部器官，使遗体达到防腐的目的。由于直接渗透的速度比较缓慢，一般只能达到一定的深度，因此浸泡法对整个遗体的防腐效果并不好，一般只适用于小件离体肢体和器官的保存。通常浸泡法是作为灌注法的辅助保存方法。

## 二、根据遗体具体情况进行恰当选择

**（一）正常死亡的遗体**

多用短期防腐以及四腔注射法进行防腐。

**（二）非正常遗体**

（1）高腐遗体，由于遗体产生“巨人观”现象，多用表皮注射法和肌肉注射法。

（2）死于凶杀、自杀、交通事故等的遗体，多根据实际情况进行操作。

（3）外运、保留遗体，多用长期防腐法，由于遗体要长期保存，选用动脉注射法，必要时再配合低温辅助防腐。

## 三、遗体防腐的操作程序

遗体防腐的操作程序较复杂，一份好的防腐方案是防腐操作的基础和前提。作为一名防腐师在进行防腐操作前应该制定有效的防腐方案，并对方案的可行性进行论证，对防腐操作中出现的各类情况要具有预见性。

### （一）防腐方案的定义

防腐方案是指为保存遗体所制定的具体计划。在进行具体的防腐操作前，防腐师要先对遗体进行检查，确认遗体的质量情况、防腐剂和消毒剂的使用计量、清洁消毒的方法和防腐操作的流程等。

技术方案的设计和制定能减少具体操作过程中的随意性、经验性与可追溯以及失误的发生，制定遗体防腐方案是确保操作流程顺利进行的必要准备，也能在操作后留下具体详尽的信息，也为今后遗体保存的工作提供可借鉴的书面资料

### （二）制定防腐方案的要素

防腐方案的制定是确保遗体防腐操作工作顺利完成的前提。遗体防腐操作方案要围绕遗体防腐这条主线制定。

制订方案的六要素：

1. 目标可明确

制定防腐方案时要有明确的目标。无论是短、中期还是长期防腐操作，都要明确防腐的目的和要求。计划的制定也都要围绕这个中心来展开。

2. 效果有预见

目前，中大型城市的殡仪馆主要采用化学防腐方法。制定防腐方案时要对遗体质量、腐败速度、防腐剂的选用和效果进行预先判断。

3. 计划要可行

防腐方案中计划执行的步骤和化学试剂的使用等，都要具有可

行性。

4. 条理要清晰

防腐方案要条理清晰，遗体防腐操作中的每一个环节都要纳入方案中去。

5. 操作要安全

遗体防腐操作中会使用到一些易对人体造成伤害的器械和化学防腐剂，例如防腐操作中用到的刀具、具有挥发性的化学防腐药剂。制定防腐方案要考虑到其危害性，并采取相应防护措施。

6. 记录要完整

防腐记录能够体现遗体在整个防腐过程中的变化，主要包括是谁操作、何时操作、那个岗位的操作、遗体安置地点、移动情况、防腐师的巡查记录、有问题后的判断与措施与何时最后完成、与谁交接、移交资料是否缺失。

## 四、常用防腐方案

在殡仪馆中根据家属要求和遗体实际情况可采用灌注防腐、注射防腐、表面防腐、低温冷冻和冷藏防腐等方法。

下面介绍几种常用的遗体化学防腐方案。

### （一）灌注防腐方案

表 6.1

| 步　骤 | 具 体 过 程 |
| --- | --- |
| （1）遗体基本信息核对。 | ① 核对遗体的死亡信息单。<br>② 核查遗体的死亡情况和身份。<br>③ 核查遗体的防腐要求。 |
| （2）遗体防腐方案的制定。 | ① 根据遗体的防腐要求制定防腐方案。<br>② 根据遗体的实际情况制定防腐方案。<br>③ 根据遗体的存放环境制定防腐方案。 |
| （3）准备防腐操作工具。 | ① 准备好动、静脉血管开刀灌注的手术工具。<br>② 准备好灌注用的防腐剂和注射泵。<br>③ 准备好个人防护工具。 |

（续表）

| 步　　骤 | 具　体　过　程 |
|---|---|
| （4）鉴别遗体质量。 | ① 鉴别尸僵情况和体表特征判断死亡时间和死因。<br>② 鉴别体表的完整性和肤色情况判别遗体质量。<br>③ 鉴别肌体的含水量。<br>④ 鉴别遗体的损伤情况。 |
| （5）遗体清洁和消毒处理。 | ① 清洁遗体体表的污垢。<br>② 清洁遗体口腔以及难以清洁的地方。<br>③ 对遗体进行表面消毒处理。<br>④ 遗体防腐用具的消毒处理。 |
| （6）具体操作计划。 | ① 配置足量的防腐药剂。<br>② 选择合理的灌注位置进行切口手术。<br>③ 根据灌注时输液情况调节输液压力和速度、流量。<br>④ 清洗血管中的血栓等杂质。<br>⑤ 输入防腐药剂。<br>⑥ 对防腐药剂未能到达的地方进行局部注射或分段注射。 |
| （7）遗体存放。 | ① 对遗体存放环境进行消毒处理，包括空气、硬件设施等，杜绝细菌的滋生源。<br>② 每日检查遗体面膜情况和补充水分和清洁。 |
| （8）资料收集。 | ① 对于操作过程进行全程的记录，保留资料。<br>② 文字资料的收集和记录完善，特别是使用药剂的浓度和比例、反应情况等。 |

### （二）注射防腐方案（腔体）

**表 6.2**

| 步　　骤 | 具　体　过　程 |
|---|---|
| （1）遗体基本信息的核对。 | ① 核对遗体的死亡信息单。<br>② 核查遗体的死亡情况和身份。<br>③ 核查遗体的防腐要求。 |
| （2）遗体防腐方案的制定。 | ① 根据遗体的防腐要求制定防腐方案。<br>② 根据遗体的实际情况制定防腐方案。<br>③ 根据遗体的存放环境制定防腐方案。 |

（续表）

| 步　　骤 | 具　体　过　程 |
| --- | --- |
| （3）准备防腐操作工具。 | ① 准备好体腔注射器械工具。<br>② 准备好注射防腐药剂。<br>③ 准备好个人防护工具。 |
| （4）鉴别遗体质量。 | ① 鉴别尸僵情况和体表特征判断死亡时间和死因。<br>② 鉴别体表的完整性和肤色情况判别遗体质量。<br>③ 鉴别肌体的含水量。<br>④ 鉴别遗体的损伤情况。 |
| （5）遗体清洁和消毒处理。 | ① 清洁遗体体表的污垢。<br>② 清洁遗体口腔以及难以清洁的地方。<br>③ 对遗体进行表面消毒处理。<br>④ 遗体防腐用具的消毒处理。 |
| （6）具体操作计划。 | ① 将遗体放置平稳，矫正遗体体位。<br>② 对遗体进行体腔注射。<br>③ 注射后观察遗体的变化。 |
| （7）遗体存放。 | ① 对遗体存放环境进行消毒处理，包括空气、硬件设施等，杜绝细菌的滋生源。<br>② 每日为遗体补充水分和清洁。 |
| （8）资料收集。 | ① 对于操作过程进行全程的记录拍摄，保留影像资料。<br>② 文字资料的收集和记录完善，特别是使用药剂的浓度和比例、反应情况等。 |

### （三）浸泡防腐方案

**表 6.3**

| 步　　骤 | 具　体　过　程 |
| --- | --- |
| （1）遗体基本信息的核对。 | ① 核对遗体的死亡信息单。<br>② 核查遗体的死亡情况和身份。<br>③ 核查遗体的防腐要求。 |
| （2）遗体防腐方案的制定。 | ① 根据遗体的防腐要求制定防腐方案。<br>② 根据遗体的实际情况制定防腐方案。<br>③ 根据遗体的存放环境制定防腐方案。 |

（续表）

| 步　骤 | 具　体　过　程 |
| --- | --- |
| （3）准备防腐操作工具。 | ① 准备好浸泡用的防腐药剂。<br>② 准备好个人防护工具。 |
| （4）鉴别遗体质量。 | ① 鉴别尸僵情况和体表特征判断死亡时间和死因。<br>② 鉴别体表的完整性和肤色情况判别遗体质量。<br>③ 鉴别肌体的含水量。<br>④ 鉴别遗体的损伤情况。 |
| （5）遗体清洁和消毒处理。 | ① 清洁遗体体表的污垢。<br>② 清洁遗体口腔以及难以清洁的地方。<br>③ 对遗体进行表面消毒处理。<br>④ 遗体防腐用具的消毒处理。 |
| （6）具体操作计划。 | ① 将经过清洁消毒处理的遗体放置于盛有防腐剂的药剂池中。<br>② 将遗体完全的浸泡。<br>③ 分时间阶段把遗体请起观察体表变化。<br>④ 反复以上的操作。 |
| （7）遗体存放。 | ① 对遗体存放环境进行消毒处理，包括空气、硬件设施等，杜绝细菌的滋生源。<br>② 每日为遗体补充药液和清洁周边。<br>③ 对遗体浸泡的药池和防腐药剂要经常进行测量。 |
| （8）资料收集。 | ① 对于操作过程进行全程的记录，保留资料。<br>② 文字资料的收集和记录完善，特别是使用药剂的浓度和比例、反应情况等。 |

### （四）冷冻、冷藏防腐方案

表 6.4

| 步　骤 | 具　体　过　程 |
| --- | --- |
| （1）遗体基本信息的核对。 | ① 核对遗体的死亡信息单。<br>② 核查遗体的死亡情况和身份。<br>③ 核查遗体的防腐要求。 |

（续表）

| 步　　骤 | 具 体 过 程 |
|---|---|
| （2）遗体防腐方案的制定。 | ① 根据遗体的防腐要求制定防腐方案。<br>② 根据遗体的实际情况制定防腐方案。<br>③ 根据遗体的存放环境制定防腐方案。 |
| （3）准备防腐操作工具。 | ① 准备好个防护工具。 |
| （4）鉴别遗体质量。 | ① 鉴别尸僵情况和体表特征判断死亡时间和死因。<br>② 鉴别体表的完整性和肤色情况判别遗体质量。<br>③ 鉴别肌体的含水量。<br>④ 鉴别遗体的损伤情况。 |
| （5）遗体清洁和消毒处理。 | ① 清洁遗体体表的污垢。<br>② 清洁遗体口腔以及难以清洁的地方。<br>③ 对遗体进行表面消毒处理。<br>④ 遗体防腐用具的消毒处理。 |
| （6）具体操作计划。 | ① 认真的核对遗体的死亡信息资料。<br>② 将遗体的头部靠近冷冻设备门的方向放置，便于观察。<br>③ 调节冷冻设备的温度控制。<br>④ 检查冷冻设备运转情况。 |

# 第四节　低温防腐方法

## 一、物理防腐

低温物理防腐就是人工营造出一个低温的环境或制造出一种低温设备装置，使遗体得以保存。目前国内殡仪馆所采用 −18 ℃左右的冰箱的是属于冷藏达到冷冻的范围。

而遗体的防腐应放置在深低温冰箱，温度在 −30 ℃、−60 ℃或更低的低温环境中。根据研究，通常在 −180 ℃，最好是 −196 ℃的温度下，人体细胞一切化学进程都会完全停滞，这样才能达到最终防腐较长时间的目的。

## 二、冷冻防腐原理

人体是一个非常庞大的有机体组合，生命的终止只代表人体躯体生命的结束，但人体内的许多微生物，它们的生命并未因人体躯体的死亡而消失，相反，它们能充分利用人体躯体这一有机体，在相当长的一段时间内继续存活。正是这些微生物的新陈代谢活动引起了一系列的化学连锁反应，直接导致了遗体的腐败与各种遗体现象的产生。而温度是影响新陈代谢进行的主要因素之一，所以，只要能够控制环境温度，就能控制微生物的新陈代谢，在一定程度上减缓并控制遗体的自溶和腐败，达到保存遗体的目的。

严格地讲冷冻防腐应将遗体保存在 −60 ℃的特殊冷柜中，除降温还需要相对密封保湿保色才能使遗体原来的状态较长时间保存下来。在需要较长保存时，遗体本质其实还会持续发生腐败与自溶，这必须向死者家属说明。

1925 年，美国人斯高脱在上海开设的万国殡仪馆，最先在国内应用冰柜冷藏保存遗体。虽然这项技术应用已久，但冷冻防腐原理却是随低温生物学和低温医学以及制冷技术的发展才逐渐揭示的。

现代冷冻技术的发展正在逐渐替代传统的慢速冷冻法。以现在最先进的玻璃化冷冻法为例，它的基本原理是将高浓度的冷冻保护剂在超低温环境下凝固，形成不规则的玻璃化样固体，保存了液态时的正常分子和离子分布，因而在细胞内发生玻璃化时能起到保护作用。所保存细胞在冷冻保护液中脱水到一定程度后，则引起内源性胞质大分子如蛋白质及渗透到胞内的冷冻保护剂浓缩，从而使细胞在剧烈的快速降温中得到保护。现在人类卵子、卵巢组织和胚胎干细胞的冷冻已获成功，整体人体冷冻、局部（头部）冷冻已有专业保存公司以高科技特殊服务项目的面目产生，第一个整体冷冻后，再次解冻，恢复自然状态得到第二次新生案例至今还未实现。玻璃化冷冻技术的特色就是使细胞本身及冷冻溶液在冷冻时，呈现黏稠状而不产生结晶的玻璃化状态，利用这种不结冰的原理以改善慢速冷冻之缺点。冷冻保存与解冻的成败必须靠冷冻保存中有无一个完全无结冰生成的冷冻过程。而玻璃化冷冻其高浓度冷冻保护剂和细胞间经一定时间平衡后，细胞体积可因脱水而减少 30%—50%，然后将之置入冷冻设备，再直接投入液态氮中使细胞瞬间玻璃化，在无冰晶形成下保存，以减少细胞内结冰造成无法逆转的致命性伤害。

## 三、低温生物学防腐

组织或器官离开供体控制后，会出现两方面问题，即血液供应的缺失和温度的降低。众所周知，体内绝大多数的生理生化反应过程都有温度依赖性，因此，人为地加快离体组织器官降温速度，可使组织、细胞处于“生理暂停”状态。此时，所有的代谢过程全部停止。

法国生理学家克洛德·贝尔纳（法语：Claude Bernard，1813 年 7 月 12 日—1878 年 2 月 10 日），提出了“内环境稳定”的概念。所谓“内环境”即指细胞外液，细胞维持着一个与细胞外环境十分不同、但又相当恒定的“细胞内”环境。细胞存活的基本条件：

### （一）细胞生存所需基本的细胞外条件

#### 1. 渗透压

正常情况下，血浆和细胞外液的渗透压均为 300 mOsm/kg · $H_2O$；

跨毛细血管壁的液体交换是双向性的，但主要由血浆蛋白形成的血浆和细胞外液间的渗透压差却非常之小。

2. 酸碱度

血浆和细胞外液的 pH 维持在一个 7.31—7.43 的小范围内，大部分组织在 pH6.6—7.8 范围内进行培养可以存活。

3. 无机离子

组织培养和生物化学研究证实，血浆中有多种无机离子，如钾、钠、钙、镁、氯化物、磷等，并以一定比例的方式存在。

4. 能量来源

对细胞存活而言，产生能量的代谢产物是非常重要的。虽然在细胞培养过程中，可产生果糖和果糖分解途径的中间物质，这些都是供能的代谢产物，但以葡萄糖形式出现的碳水化合物仍是体内最普遍的能量来源。

**（二）细胞存活的内部基本机理**

细胞存活有两个必须的条件：其一是维持细胞特有的内环境稳定；其二是为细胞的主动放能过程储备化学能量，二者相互联系，组成细胞呼吸的主要功能，同时为细胞存活提供所必需的能量。

1. 维持内环境的稳定

细胞膜的主要功能之一是调节细胞与环境之间的物质交换。细胞膜为多脂质双分子层结构，每层分为亲水和疏水的两个表面，是各种离子出入细胞进行扩散的选择性屏障。例如，细胞膜对钾和氯的通透性要比钠的通透性大 50—100 倍。只要膜的功能正常，细胞膜即能维持一个完全不同于其周围环境且相当恒定的胞内环境。这是通过所谓“钠泵”的功能而实现的。

2. 能量代谢

在物质代谢过程中，营养物质所产生的化学能将通过一定的途径转变为生理条件下可以利用的能量形式。换言之，物质代谢过程总是伴随着能量代谢的。葡萄糖完全氧化成为二氧化碳和水产生的能量将近 2926 KJ/mol，但在细胞内却只有半数可以用于代谢，其余的以热能的形式向外释放。

## 四、降低温度对组织的影响

只有活化的分子才能参加反应，即含有足够高能量的分子方能参与反应。在一个特定的系统中，这类活化分子的比例大小取决于温度，降温可延缓新陈代谢。

（1）20世纪50年代就有研究表明在低温状态下，组织对代谢物的需求以及在降温过程对组织耗氧量的影响。

（2）降温对离子主动运转过程的影响在于降温抑制了代谢过程，导致组织水肿，这是由于钠泵的关闭使等张溶液进入细胞而引起的。这一机制与缺氧情况下的结果相类似，但其基本原因是不同的。在缺氧的状态下，没有足够的能量（ATP）以启动钠泵；而在低温情况时，则是由于钠泵机制本身不能够利用已有的能量（ATP）。

## 五、低温保存的原理

冷冻引起的所有生物学变化，都是由于以下三个方面的改变：低温对生物体内化学和物理过程的抑制效应；生物体内水（冰）的物理效应；随着冰晶的形成，其体积变小，导致溶质浓度升高从而引起多种化学效应。

### （一）热和温度

温度是对物质分子活动率的一种衡量指标。吸收热能后的分子运动速度加快，而失去热能的分子则运动减慢。当冷的物质与热的物质接触在一起时，通过分子的碰撞，运动快的分子将一部分能量释放给运动慢的分子。这种分子间的热传递称为传导。这种传导会持续进行，直至整个系统内的温度达到平衡为止。降温过程使生物系统内产生许多基本的物理和化学变化。随着温度的降低，分子的运动减弱。分子运动的减弱也使物理和化学的反应过程产生与热量的丢失成比例下降。

### （二）生物学系统中的液态水和冰

在0 ℃时，液体水分子的热能比同样温度的冰的热能要大得多。如要完成由液相向固相的转变，每一克水必须释放出大约 334.4 J 热能。

缓慢地将细胞悬液或组织降温至 0 ℃以下时，首先在细胞外产生冰晶，继续缓慢降温这些冰晶将增大，但不再产生新的冰晶。细胞内过冷水的蒸汽压比冰的蒸汽压高，这样就形成了一个促使细胞内水分丢失的作用力，细胞冰冻脱水可使细胞发生严重萎缩和变形。

复温是指液态水在结晶过程中释放潜在热能。必须吸收同样热能才能使每克冰从 0 ℃达到融化的复温状态。虽然已知在复温和冷冻过程中均可发生组织细胞的损伤，但从技术上还很难对这两种损伤进行区别分析。

**（三）低温对酶活性的影响**

酶是活细胞的成分，其本质也是蛋白质，它极易受外界条件的影响而改变构象和性质，从而影响其催化活性。酶对温度的变化非常敏感。酶促反应一般在 0—40 ℃之间进行，温度愈高，反应速度愈快。人体和哺乳动物的大多数酶的作用最适温度在摄氏 37 ℃左右，接近于人类的体温。酶的活性虽然随温度的降低而减弱，但未低于界限值时，酶并不被破坏，只是催化活性很弱，一旦温度回升，酶又恢复其活性。影响酶活性的因素主要有：

（1）酶的纯度和浓度、基质的种类、pH 值、电解质浓度和有否加入低温保护剂等，都对酶在冻存时的失活有影响。

（2）降温速率、存储温度和复温速率也是影响酶活力的因素，其中尤以复温速率的影响最大。

（3）冰品的形成与析出，使电解质浓度升高，pH 值改变等，因而使酶的活性改变。

（4）组织细胞经受冻融时，由于损伤了含有酶的细胞器，例如线粒体和溶酶体等，可使有些酶的活性加强，有些酶的活性下降。

冷冻防腐是生物组织细胞发生的复杂生物、物理、化学变化的过程。其作用最主要是组织细胞中的液态水转化成冰。同时细胞内的酶也处于“冻结”状态。但并不是所有的酶都停止活动，溶酶体

在 -10 ℃—-15 ℃时，仍可自溶破坏组织，这就是冷藏柜不是遗体“保存库”的原因所在。

## 六、冷冻防腐的设备

冷冻防腐是指目前殡仪馆中冷藏遗体的设备，现大体可分为两类：

第一类是箱式冷冻柜，它是由制冷压缩机、冷凝器、过滤节流器、蒸发器、保温箱体、电脑控制器六部分组成，分为有霜型和无霜型二种。目前比较先进的是无霜型任意组合抽屉式、每个遗体箱体独立制冷、独立控制的组合式冷冻柜，它的特点是结构紧凑，节能环保，噪音低，可隔离气味等优点。

第二类是遗体冷冻库，它主要是由保温库房、制冷压缩机组，吊顶风机或盘管、电器控制部分组成，由于是集体冷冻，遗体不能单独保存，气味共享、功耗高、噪音大，因此目前很少采用，几乎被淘汰。

## 七、遗体冷藏设备

### （一）遗体冷藏柜

1. 规格

冷藏柜的规格分为1门、2门、3门等任意组合，单门的外规格：长2 500 mm× 宽780 mm× 高618 mm，内空间：长2 020 mm× 宽640 mm× 高450 mm；分为微风循环制冷（无霜型）和直冷型（老型有霜）制冷系统，后者趋于淘汰。冷藏柜的最高层托盘高度为1 300 mm（方便不高的操作人员操作）；承载遗体的托盘长度1 980 mm、宽度620 mm（国标）。托盘全部使用1 mm不锈钢方管及不锈钢板制造、使用ABS树脂材料的滚轮结构系统，使托盘进出自如，降低托盘推拉过程的噪音。

2. 材料结构

冷柜外部采用1 mm不锈钢板和防腐材料压制而成，外观设计上采用独特的内嵌门一体平面锁结构，使整体视觉效果与周边环境一致，庄重而又简洁，门与内门框使用进口环保型的发泡剂进行一次性成型发泡工艺，确保结实耐用，并设有污水排放出口，为设备清洗提供了极大的方便，柜门还设计了特殊的防滴水和防水珠的控温装置，使冷柜环境干净整洁。

3. 制冷系统

制冷设备采用国际名牌全封闭压缩机，通过高速风冷迅速均匀降低柜内温度，冷柜运行 1 h 内可以达 -15 ℃，并且采用全自动定时电热除霜，保证了制冷效果。

4. 控制系统

温度控制采用国际进口微电脑控制，能实时控制冷柜内温度，自动检测，保证冷柜稳定可靠，其集成化的电子数码结构能减少维修和出现故障。为配合殡葬行业的特殊性而设置的 4 级的超温报警系统，使设备更加安全可靠。

国际上先进的冷冻设备具有智能装置，能对外部工作环境进行监控，当工作人员在打开冷柜操作门的作业过程中，确保柜内不会有冷风吹出，保护了工人的身体健康，更提供了一个清新、卫生、环保的工作环境，深受操作人员的欢迎。同时也避免了柜内冷气的流失，起到节能的作用。

**（二）遗体冷藏箱**

目前殡仪馆中冷藏遗体所使用的遗体冷藏箱多为短时间保存遗体使用，保持温度在 1—5 ℃左右。根据输送制冷剂方式不同可分为有霜型和无霜型两种。

1. 使用方法

冷冻遗体所使用的遗体冷冻柜大多为长时间保存遗体使用，往往需要保持温度在 -10 ℃—-25 ℃左右。与遗体冷藏箱一样，遗体冷藏柜也是由冷藏箱体、制冷剂输出泵、输送管道、电气开关、电脑控制系统四部分组成，可分为单组和多组合式，遗体冷冻柜多数为无霜型。

2. 注意事项

（1）遗体冷藏、冷冻设备需要电力支持，根据四季温度不同，适当调整到低温保存遗体所需的最佳温度。

（2）要确保遗体冷藏、冷冻设备内温度恒定，不能大起大落，必须保证设备正常运转，电力、温度表每日早晚两次检查、记录。如果条件允许，遗体冷藏、冷冻设备应配备双重电源供应或自带备用发电设备。

（3）保存在遗体冷藏、冷冻设备内的遗体必须要有详细记录，对长期存放的遗体必须建立严格的定时检查制度，以便及时发现遗体的变化并及时加以解决。

（4）遗体在低温防腐保存中，需营造有密封袋小环境的氛围，及时防止遗体表面因低温而引起的干燥变色、发生皮革化的变化。对放置在遗体冷藏、冷冻设备内的遗体必须经常检查并用润肤油脂品进行必要的涂抹防护保湿保色处理。

## 八、遗体解冻常用方法

遗体解冻指的是通过辐射、对流、传导等物理方法，对经过长时间冷冻处理的遗体进行肢体组织软化的方法。常用解冻方法有如下几类：

### （一）自然解冻法

放置在冷冻柜内的遗体需要经过解冻才能进行下一步的处理措施。自然解冻法是比较简单的一种方法。在通常情况下，防腐师都会采用这种方法为遗体解冻。由于自然解冻法是利用物理的传导和辐射对遗体进行解冻，速度比较缓慢，但能使遗体的蛋白质在解冻的过程中不受到破坏，并且解冻比较透彻。一般冻结的遗体在自然的环境温度中经过24小时后就能达到解冻要求。

### （二）水流解冻法

在冰箱冷冻柜中冻了几天的遗体，刚取出来的时候都是半固体状态。有经验的防腐师会把冷冻的遗体放在常温冷水中，这样可以慢慢化冻。要解冻遗体，用接近0 ℃的冷水最好，因为遗体温度是在0 ℃以上冻结的，此时的皮下组织之间有了空隙，传递热的能力下降，使内部更深层的冻结组织不易再吸热解冻而形成硬核。若将遗体放在冷水中，则因冻结遗体的吸热而使冷水温度很快将到0 ℃且部分水还会结冰。因1 g水结成冰，可放出334.4 J的热量（而1 g水降低1 ℃只放出4.18 J

热量）放出的如此之多的热量被遗体吸收后，使遗体外层组织的温度较快升高，而深层组织又容易吸收热量。如此反复几次，遗体就可以解冻了。

而且，遗体在速冻的过程中，其细胞内液与细胞外液迅速冻成了冰，形成了组织纤维与细胞中间的结晶体。这种体液的结晶体是一种含有大量水解酶的蛋白质。如果用热水解冻，不但会破坏一部分蛋白质使其分解，还会加速释放蛋白质中的水解酶让其迅速在遗体的组织中发生自溶现象。

**（三）风力解冻法**

风力解冻其实是遗体解冻中的一种辅助方法，就像化学实验中的催化剂一样。在解冻过程中，周围的环境温度常常高于遗体的温度，这时就产生了辐射和对流现象。遗体在吸收热量的时候释放出低温，但在没有外力的作用下，这种现象按照自然规律的节奏进行。通过改变空气流通的速度，能加快现象的发展速度，这就是风力解冻的原理。

**（四）解冻操作时的注意事项**

为加快解冻速度，可用风扇类的辅助设施，垫高遗体形成对流，风向从头部吹向脚。要特别注意表皮的破损处的变色、皮革样化的防护。

# 第五节　纠正遗体体位姿态

在常规情况下因为离世的原因、方式以及表现形式的不同，遗体体位姿态具有多样化的表现形式。如过世前遗留下的最后的痛、心理上迎接未知的紧张和迷茫、对这世界的留恋与抗争、先天性不足畸形等都会造成过世后的遗体体位不正。

## 一、纠正体位的目的

**（一）符合传统习俗**

中国人由于受到民族习俗观念的影响，认为人仙去后留下的状态应该是安静、平稳、自然、安详。殡仪馆的工作人员应让逝者保持这一种最佳的状态与大家见面告别。

**（二）利于移运安全**

在工作中，经常会接触到一些尸僵、先天性畸形和患肿瘤等疾病的遗体。这类遗体具有一个共同的特点，躯体扭曲变形，而且变形的程度往往会影响到接下来对遗体的处理工作，在运输、移动、放置等工作流程中增加操作者的风险系数与技术难度。殡仪馆的工作人员基于工作上安全的考虑会对进入殡仪馆的遗体体位进行不同程度的纠正处理。

## 二、体位变化的原因

在过世的过程中，致死原因不同、生理条件差异、死前心理变化起伏、环境因素影响等都会造成死后姿势上的差异。根据遗体姿态上的差异，情况可分为四种类别。

*1. 尸僵型*

在濒死时由于心理上的紧张、生理上肌肉抽搐等因素，死后遗体经过尸僵作用后形态保持不变。由于尸僵的原因使遗体体位变化得到保持的，称为尸僵型变化。这类变化形式只要通过对遗体尸僵进行拉升按摩复原，就能很快地纠正到正常体位了。

2. 事故型

事故型遗体的过世原因本身就具有不可预测性，其过世的形态更是千姿百态。高空坠落、交通事故、凶杀等都是属于这种类型，这类遗体的主要表现形式为肢体不全，躯体上的骨性标记变形等严重状态，需要通过整形、拼接、固定、缝合、包扎才能完成。

3. 病理型

是由某种疾病造成的肌体变形。例如，由心血管疾病引起的血管阻塞，造成身体部分组织长期不能得到正常的营养物质的供应，最后形成肌肉萎缩，这类遗体在纠正体位形态时需要对遗体充填注射或外形重新构架才可完成。

4. 先天畸形

先天性畸形的遗体常有的表现形式为脊椎弯曲、骨髓变形等，由于此类形式的特殊性，是比较难处理的一种类型。这类遗体在纠正体位形态时需要对遗体局部进行手术才能完全进行矫正，因此必须得到丧户亲属提出服务需求或得到签字确认后方可操作。

## 三、体位不正造成的影响

遗体的形体具有直观性，形体少许的变化也会有直接冲击感官的视觉。无论遗体的体形发生什么样的改变，在举行告别仪式的时候，家属总希望亲人的遗体看上去自然安详，从而得到心理上的安慰。在仪式的举行过程中遗体放置和外观将是人们备受关注的重点。如果躯体不正，会使家属认为殡仪馆在操作中对遗体不够尊重。

1. 对物理防腐的影响

绝大多数遗体在进入殡仪馆后都要进行防腐处理，无论是运用物理防腐的方法还是化学防腐的方法，遗体体位不正都会造成处理工作的不便。例如：在运用低温冷藏防腐方法时低温冷藏箱、柜的内置容积是有限的（殡仪馆有备用的加宽加高的特殊规格的冷藏专用柜），遗体必须取平卧姿势才能够放入其中达到冷藏或冷冻的效果，如果遗体的体位不正，造成空间体积上的增加，不但难以放置，而且在操作过程中会给操作者与逝者本身带来安全隐患。

2. 对化学防腐的影响

体位不正会破坏遗体的循环系统，而循环系统是防腐操作中输送防腐剂到达身体组织器官的重要管道，躯体的变形更加不利于防腐剂的输送与均匀分布，会造成局部积液或局部脱液的可能。

## 四、正确恢复遗体体位的操作步骤

（1）为了迅速、安全地纠正遗体体位，应该有两名工作人员同时进行。

（2）操作人员分别站立在遗体的两侧。两人在操作前必须明确遗体需要进行纠正处理的部位和需要采用纠正处理的方法。

（3）遗体采用仰卧姿势，操作者对其四肢和躯干、头部进行矫正。

（4）纠正遗体体位的注意事项：用力要适度，不能一味追求效果而使遗体的皮肤和肌肉、骨骼组织受到损伤。一定要两人配合完成整个操作达到预计的效果。

# 第六节　浸泡防腐

浸泡防腐有以下两种方法：

## 一、整体浸泡

（1）基础条件：打造地基，放置金属大容量金属容器。

（2）操作：将遗体整体安置在大容量金属容器中，此为物理行为。

（3）调配防腐液注入大容量金属容器中浸没人体，化学行为介入。

（4）浸没整体防腐对象首先起到隔绝空气的作用，密封的物理条件产生。

（5）外部化学作用：药物从皮肤肌肉逐渐渗入内部的缓慢过程开始。

（6）内部化学作用：药物从人体自然对外通路口、鼻、耳朵等进入内部各器官，从内部向外部渗透，浸没是先决条件，通过时间的延续，内部外部共同融合作用形成，整体防腐效果达到。

（7）浸没时间越长防腐的融合作用越强，可长期保存。

（8）不足是完全浸泡的占地面积较大，对整体的环境因素投入大，防腐的等待时间较长，操作移运难度增加。

## 二、局部浸泡

局部浸泡对于小件已离体肢体和各类单独器官的短期防腐保存较为适宜，可避免上述人体整体保存的占地面积容纳容器大的苛刻条件，操作也较为便捷，可行性较强。

局部浸泡能为将真正走进遗体防腐的操作人员做好心理铺垫与准备，也能帮助他们对人体结构有更深入的认识。

宏观上可认为人体本身就是从各层面可容纳防腐药剂的作用母体，皮肤就是外在可见层，是最外围最大的外显容器，它容纳了头部、躯干、四肢。让我们再细分一下：头部容纳了五官、头骨、脑，四肢容纳了肌肉、肌腱、骨，躯干容纳了肌肉、骨、五脏等。

# 第七节　体表防腐

## 一、体表防腐的定义

体表防腐就是从人体最外层往内层推进的一种防腐方式。体表防腐也可以称为表面防腐，是指运用各种不同的方法把具有高效性能的防腐药剂，通过对遗体体表皮肤的操作处理，达到短期减缓和抑制遗体腐败的发展速度，从而达到保护遗体质量的效果。

体表防腐是众多遗体防腐中针对遗体保存时间较短的一种快速、简便的防腐方法。所使用的防腐剂具有浓度较高、渗透性强、作用速度快、杀菌谱广等特点。这种防腐方法由于其自身具有的独特优势，是目前普遍采用的一种遗体防腐方法。

## 二、体表防腐剂的作用原理

人体的皮肤本身具有吸收的功能，但是当人过世后，皮肤组织的细胞就随之丧失了部分和全部吸收功能。防腐剂作用于遗体的皮肤上时，是通过皮肤上的毛孔、汗腺等渗透到深层组织中去的。高效的体表防腐剂具有能够使毛孔被动扩张的效能，在防腐剂深入皮肤组织后，会非常迅速的与皮下组织中各类细胞蛋白质和微生物结合，发生化学作用，从而起到延缓遗体腐败速度的功效。

## 三、体表防腐的应用范围

遗体体表防腐法的应用范围较广。根据其操作特点、防腐时效和适用对象等条件，适用于以下几种情况：

**（一）过世不超过 24 小时的遗体**

根据过世后的遗体腐败规律，过世 24 小时内的遗体内部腐败还不能到达遗体的表浅肌和表皮组织。防腐剂通过表皮的渗透可以抑制腐败情况，保持体表原状。

**（二）保存时间不超过 3 天的遗体**

体表防腐剂的高浓度配方和强劲的渗透性能可抑制遗体腐败速度，但时效不会太长。

**（三）患消耗型疾病过世的遗体**

长期卧床和不运动的死者，消化道内没有堆积大量有机物，同时由于躯体蛋白细胞不能得到营养物质，其数量也较少。较高浓度防腐剂容易抑制腐败现象的发生。

**（四）形体瘦小的遗体**

这种类型的遗体，由于其皮下脂肪堆积比较少，有利于防腐剂的渗透，同时脂肪少也利于热量的散发和减少皮下蛋白细胞的数量。

## 四、体表防腐方法的类型

在殡仪馆的防腐操作中根据操作方法上的区别可以分为喷洒覆盖型体表防腐法和擦拭覆盖体表防腐法。

**（一）喷洒覆盖型**

是指运用手动或电动压力喷洒，使防腐剂均匀地作用于遗体的皮肤体表。

**（二）擦拭覆盖型**

是指运用专用防腐器械，以人工的方式使防腐剂作用于遗体的皮肤体表。

## 五、体表防腐法的操作步骤

操作对象：已冷藏过的遗体，需表肌解冻完全后再处理。

**（一）喷洒覆盖型操作步骤**

1. 准备防腐及防护工具

（1）手动压力喷洒装置或电动压力喷洒装置；

（2）医用脱脂棉；

（3）体表防腐剂；

（4）隔离衣；

（5）手套；

（6）帽子；

（7）口罩；

（8）纱布；

（9）医用镊子；

（10）密封包尸袋。

2. 操作程序

（1）将经过体表清洁消毒处理工作的遗体放置在操作台上。

（2）用浸透过遗体保存防腐液的医用脱脂棉堵塞遗体的面部和躯体上的孔道，包括口腔、鼻孔、外耳、肛门等，以及其他因素而显露在体表的所有伤口和皮肤切口等；

（3）将防腐剂置于压力喷洒装置中，对遗体体表进行首次喷洒操作。喷洒顺序：遗体先侧卧—耳后—颈后—肩背—臀—下肢后侧—足跟；然后遗体平卧—头面—颈前—胸—腹—会阴—下肢前—足—腋窝—双上肢—手。

（4）用纱布将经过喷洒后的遗体进行体表覆盖操作。（对于需要特殊处理的表皮，可用浸透遗体保存防腐液的棉花，根据表皮面积的大小摊平覆盖或包裹、缠绕在表皮上方及其周围，以使防腐液与需特殊处理的表皮充分接触发挥防腐效能）

（5）再进行第二次喷洒操作，顺序如上。

（6）再次用纱布进行覆盖操作。

（7）用密封包尸袋包裹经喷洒覆盖防腐法处理过的遗体。

（8）将操作处理完的遗体放置于防腐观察室中。

（9）对操作台和操作环境进行清洁。

3. 注意事项

（1）喷洒操作时要注意保持喷嘴和遗体之间的距离，不能太近也不能太远。太近容易造成防腐剂喷洒过于集中，作用于皮肤体表不均匀。太远则造成皮肤上沾染的防腐药剂剂量过少，所以喷洒距离要适度。

（2）纱布覆盖的目的是使防腐剂滞留在皮肤体表的时间长久。纱布的使用厚度不能太厚也不能太薄。太厚会使作用于遗体的防腐剂被纱布过多的吸附，而后药性挥发，没有达到防腐的目的。太薄则不能起到阻止药效挥发的作用。一般情况下每次用两层纱布即可。

（3）一般来说体表防腐操作所使用的防腐剂浓度较高、渗透性较强。众所周知，渗透性强的药剂挥发性也较好，所以在配置防腐剂时，应根据遗体具体用量来配置。如果配置的防腐剂未使用完，应该妥善保管剩余的防腐剂，以免发生药剂挥发造成浪费或对操作人员产生危害。

**（二）擦拭覆盖型操作步骤**

1. 准备工作

准备防腐及防护工具：医用镊子、纱布、医用脱脂棉、体表防腐剂、密封包尸袋、手套、帽子、口罩、隔离衣。

2. 操作过程

（1）将经过体表清洁消毒处理后的遗体放置在操作台上。

（2）用浸透过遗体保存防腐液的医用脱脂棉堵塞遗体的面部和躯体上的孔道。

（3）用脱脂棉沾着体表防腐剂对遗体的皮肤体表进行擦拭涂抹。擦拭涂抹顺序：遗体先侧卧—耳后—颈后—肩背—臀—下肢后侧—足跟；然后遗体平卧—头面—颈前—胸—腹—会阴—下肢前—足—腋窝—双上肢—手。

（4）将经过擦拭涂抹后的遗体进行体表放置操作。

（5）再进行第二次擦拭涂抹操作，顺序如上。

（6）再次用纱布进行覆盖操作。

（7）用密封包尸袋包裹经擦拭涂抹防腐法处理过的遗体。

（8）将操作处理完的遗体放置于防腐观察室中。

（9）对操作台和操作环境进行清洁。

3. 操作要求

第一，注意防腐液与防腐床金属体表化学反应，含有机过氧化物类的遗体保存防腐液，不可以使用于搁置在金属防腐床上的遗体，有机过氧化物会腐蚀防腐床的金属体表，其本身也会迅速分解。

第二，体表擦拭涂抹防腐液，必须覆盖全部遗体，不留遗漏。

第三，作时动作要轻柔，避免产生表皮破损。

# 第八节　遗体体腔抽吸

## 一、体液体气控制

### （一）体腔抽吸意义

人体本身就携带了许多水，此外许多微生物共同作用还会产生更多水和气体，这也是遗体最终腐败自溶析出的产物。水可生成气，气可带着水通过内压的增强，到处游走而扩大加速腐败范围，水再生成气，气再带着水，周而复始永无止境，直到遗体液化。

水气是对连体孪生兄弟，很难完全把他们完全分离与区分开来，而且液态气态的双重性角色在时时转化，为阻断减缓他们肆无忌惮地发展壮大，必须排除体液体气，控制躯干内部（也是自带容器的一种形式），这是最大的水、气产出制造基地。

在第一时间控制遗体体内的水、气含量是遗体防腐操作的常用操作手段之一，人体体液的种类与水在人体分布情况早已侦查完毕，内部菌群的集中地也完全掌控，严厉挫败反击微生物的时机已经成熟，腹腔与胸腔就是我们的操作重点。

### （二）体液抽吸的防腐依据

使用抽吸的方式使腹腔与胸腔内首先达到最少体液、体气的小环境，然后用 300—500 mL 防腐液灌入腹腔（消化系统）与胸腔（呼吸系统）进行内浸泡防腐作用于各内部器官组织，控制腐败自溶，达到短期防腐的最终目的。

## 二、排除腹部积水积气

### （一）腹水的定义与产生机制

1. 腹水的定义

腹水是指在腹腔内积聚的过量的游离液体。通常的情况下，腹腔内的正常游离液体为 200 mL，起润滑作用，当液体量超过 200 mL 时即可称为有腹水。

2. 腹水产生的机制

腹水的生产机制较复杂，与体内外液体交换失衡及血管内外液体交换失衡有关。多种恶性肿瘤均有可能出现腹水，在肿瘤基础上出现的腹水称为恶性腹水。无论是原发性肝癌还是继发性肝癌均常伴发腹水，这与肝癌者常伴有肝硬化、门静脉高压关系密切。

具体产生机制有以下几点：

（1）癌栓阻塞或肿块压迫，使门静脉或肝静脉血循环障碍，当血管内压力过高时，可引起静脉血管充血，静水压增高，致血管内外液体交换失衡，组织液回吸收减少而漏入腹腔，形成腹水。

（2）肝癌患者常合并有门静脉癌栓，使门静脉压力升高，组织液回流受阻，漏入腹腔，形成腹水。

（3）肝癌患者常并发肝硬化，门静脉回流受阻，门静脉压力增高，也是导致腹水的重要原因之一。

（4）低蛋白血症，原发性肝癌常在慢性肝炎、肝硬化的基础上发生，患者常有厌食、恶心、呕吐等症状，可伴有不同程度的营养不良和肝功能损害，导致低蛋白血症，当血浆蛋白低至25—30 g/L时，血浆胶体渗透压降低，导致血浆外渗形成腹水。

（5）肿瘤侵犯腹膜或在腹腔内种植，直接损伤腹膜毛细血管，使血管通透性增加，导致大量液体与蛋白质渗入腹腔，形成腹水。当肝癌结节自发破裂出血，破入腹腔，亦产生腹水。

**（二）腹水的鉴别**

鉴别遗体腹水的方法，对于遗体防腐师来讲也是必须掌握的一项基础技能。一般情况下，遗体是否有腹水从直观上就能进行辨别，具有腹水的遗体通常都是腹部比较膨胀。但有时腹水容易和肥胖发生混淆，应注意区别：肥胖的情况可出现在全身其他部位，体态丰满发胖，腹壁脂肪层肥厚，腹部呈现球形鼓胀，且肚脐下陷，无移动时发出的浊音。而有腹水的遗体，腹部呈现蛙腹（即仰卧时，由于腹水流向两侧斜腹部，中央肚子无饱满感，形似蛙腹状）且肚脐上突，移动时有浊音。

遗体腹水的检查方法：把遗体以仰卧的姿势放置于床上，先检查遗体的肚脐是否出现上突现象，然后用手在遗体腹部的单侧进行横向推动，并在腹部进行叩击，当出现浊重的“咚咚声时，即表示体内有实质性的体液物质存在。之后，令遗体改变体位，取侧卧位，检查者此时用刺针方式在遗体腹部底下部位进行小刺，有体液漏出情况出现，即表明有腹水现象。值得一提的是，遗体腹部具有腐败胀气时，也会肚脐上突，这样的情况在处理遗体时也是比较常见的。在叩击遗体腹部时有空空的感觉时，说明遗体体内具有腐败胀气。

**（三）遗体腹水腹气抽吸的应用范围**

遗体腹水腹气抽吸是排除腹腔内的积液积气（包括腹水、药液、尿液、血液等混合气体），排空腹腔内腹气是进行遗体局部短期防腐的辅助手段之一。患有严重慢性肝脏疾病、恶性肿瘤、严重营养不良、重度贫血以及严重低蛋白血症等病症的遗体，往往腹腔内积存有大量腹水腹气；车祸、枪击或其他意外事故导致腹腔内大出血、膀胱破裂导致腹腔内有大量积液。这些腹腔内的积液腹气都必须先行抽吸排除，然后注入防腐药液，方能达到防腐效果。及时排除腹腔的积液和气体，也是实施局部防腐，发挥防腐药液最佳效果所必需的前提条件。

**（四）腹水对于遗体质量的影响**

由于遗体腹水中含有大量的蛋白质、水分和气体，而蛋白质中的水解酶在环境条件合适的情况下，会加快对其他组织的分解作用，同时产生大量的水分和气体。气体和水分使人体的脂肪组织加快分解，使过多的腹水入侵到遗体的体表组织中，从外观上可以看出水肿想象。当我们对遗体进行防腐操作时，会发现防腐液难以灌注到遗体体内，这是由于内部形成的巨大内压的作用。腹水不但会阻碍防腐药剂的正常输液，而且会加速遗体腐败。

**（五）腹水的处理**

连接遗体专用抽吸设备，吸出的混合液体进入密封处置袋，体液在重力原因与袋中消毒固化剂反应达到固化效果，满后拆卸，封口，旋紧袋盖，送达放置固体危险弃物箱内，由专业处置机构负责回收焚烧及相关环保化处理。

**（六）遗体腹水抽吸与防腐操作**

1. 准备以下物品

（1）操作设备

① 遗体放置设施：多功能可调节遗体防腐运输床。

② 液体抽吸防腐设施：遗体专用抽吸防腐设备。

③ 清洁冲洗设施：多功能水压泵和喷洒龙头。

④ 污水处理设施：污水消毒池、污水净化池。

（2）操作用品

①抽吸灌注棒；②棉花；③镊子；④封闭物；⑤封带；⑥高效黏合剂；⑦防腐液。

（3）个人防护用品

①隔离衣；②手套；③帽子；④口罩。

2. 操作过程

操作对象：已冷藏过的遗体，需要解冻完全后，再进行操作。

① 从脐点处戳穿表皮，插入抽吸灌注棒，抽吸灌注棒尖口与皮肤呈 30—45 ° 方向进入腹腔。

② 进入腹腔后，改为 45 ° 斜面方向推入，在腹腔内将抽吸灌注棒向前推伸至横隔处，并进入身体深部，平移伸入后一边渐退同时抽吸。抽吸区范围为脐点和围绕脐点周围 3 cm 半径区域。

③ 操作时可戳破腹腔内的脏器，但不可退出表皮使抽吸棒尖口外露。

④ 回退抽吸灌注棒到脐点处时，略拔出抽吸灌注棒，但棒尖需留腹腔内。

⑤ 反向 180 ° 后再将抽吸灌注棒伸入腹腔深部膀胱处，再平移伸入后一边渐退同时抽吸，回到脐点结束。转动反向开关，功能转换，灌注防腐液 300—500 mL。

⑥ 抽出抽吸灌注棒后，用镊子夹封，以堵塞位于脐点处的抽吸灌注棒入口，再用棉花、502 胶水密封。

⑦ 最后用封带从外部将脐区抽吸口密封，防止腹腔内容物外溢。

3. 抽吸腹水腹气的注意事项

吸除腹水腹气对遗体保存具有较好的辅助作用，但抽吸腹水要注意以下事项：

① 在进行遗体腹水的抽吸过程中，要抽吸完全。体腔内不允许有剩余体液。剩余的体液会降低注入体内的防腐剂浓度，防腐效率降低。

② 在抽吸过程中要注意不能使遗体体液污染操作环境中的设备设施。遗体体液中储存着大量的腐败细菌，设备、设施的污染和再次使用会造成其他遗体的细菌感染。

③ 在操作过程中，由于使用的器械中有容易造成身体伤害的锐器，所以必须注意整个操作过程的安全有序。

④ 操作经验：双手握棒，一为用力，另为导向；用力均匀，不出表伤；观察吸量，停留适当；腹部凹显，表皮观像；下肢抬高，按摩导向。

## 三、排除胸腔积水积气

### （一）胸腔积水的定义

胸腔积水是指胸腔内积存的组织、器官渗出液。

胸膜腔是由壁层胸膜与脏层胸膜所围成的一个封闭性腔隙，其内为负压，正常情况下两层胸膜之间存在很少量（约 1—30 mL）的液体起润滑作用，减少在呼吸过程中两层胸膜之间的摩擦，利于肺在胸腔内舒缩。胸膜腔内液体，自毛细血管的静脉端再吸收，其余的液体由淋巴系统回至血液，滤过与吸收处于动态平衡。这种液体从壁层胸膜产生，由脏层胸膜吸收，不断循环之处于动态平衡，液体量保持恒定。当发生某种情况影响到胸膜，使壁层胸膜产生胸水或使脏层胸膜吸收胸水的速率有变化，都可使胸腔内液体增多，也就是所谓胸腔积水（积液）。

### （二）胸腔积水的产生

胸腔积液可分为渗出性与漏出性。渗出性的病因很多，归纳起来为两大类：一类是炎症性病变所致，如由细菌、病毒或真菌等感染胸膜引起感染性炎症，导致胸腔积液，或由于肺栓塞、胰腺炎、结缔组织疾病等非感染性炎症引起胸腔积液；第二类是肿瘤性，如癌肿在胸膜或转移侵犯胸膜引起积液。漏出性胸腔积液的病因，可以使全身性疾病，如低蛋白血症、过敏性疾病，也可能是某器官的病变，如充血性心力衰竭、肝硬化、肝阿米巴病、胸导管破裂等。

**（三）胸腔的解剖学知识**

人体的胸腔位于锁骨与膈肌之间，亦称为胸膜腔，是独立封闭的腔隙，左右腔隙之间，互不相通，只有呼吸管道和血管等在两者之间穿梭。胸腔内分布有肺脏、心脏、食管、气管等重要的人体器官。

**（四）胸腔积水的鉴别**

胸腔积水的鉴别比较困难，通常在体表不容易显现出来。当胸积水产生时会引起皮下组织的含水量增加，形成局部或大面积的水肿情况。在对遗体进行鉴别的时候，可以运用指压法来鉴别胸积水的情况。

**（五）胸腔积水的排除方法**

1. 准备操作设备

① 遗体放置设施：多功能可调节遗体防腐运输床。

② 液体抽吸防腐设施：遗体专用抽吸防腐设备。

③ 清洁冲洗设施：多功能水压泵和喷洒龙头。

④ 污水处理设施：污水消毒池、污水净化池。

2. 准备操作工具

①抽吸灌注棒；②棉花；③镊子；④封闭物；⑤封带；⑥高效黏合剂；⑦防腐液。

3. 准备个人防护用品

①隔离衣；②手套；③帽子；④口罩。

4. 操作过程

操作对象：已冷藏过的遗体，需要解冻完全后，再进行操作。

① 遗体应搁置在不锈钢的防腐操作台上，先用湿布清洁遗体，再用消毒液，全面消毒遗体全身各部位。

② 从脐点处戳穿表皮，插入抽吸灌注棒，抽吸灌注棒尖口，与皮

肤呈 30 °—45 ° 角方向进入腹腔，后继续前行从左右肋弓下中点穿刺胸壁直达左侧或右侧胸腔。

③ 进入胸腔后，改为 45 ° 角斜面方向推入，在胸腔内将抽吸灌注棒向下方推伸至胸膜壁层处，并进入身体深部，平移伸入后一边渐退同时抽吸。抽吸区范围为左右肺脏区域周围 3 cm 半径区域。

④ 操作时可戳破胸腔内的脏器，但不可伤及主要的动、静脉血管。回退抽吸灌注棒到脐点处时，略拔出抽吸灌注棒，但棒尖需留腹腔内，侧向后再将抽吸灌注。

⑤ 棒伸入胸腔另一侧深部，再平移伸入后一边渐退同时抽吸，回到脐点结束。

⑥ 抽出抽吸灌注棒后，用镊子夹封，以堵塞位于脐点处的抽吸灌注棒入口，再用棉花、502 胶水密封。

⑦ 最后用封带从外部将脐区抽吸口密封，防止腹腔的内容物外溢。

### 5. 注意事项

① 操作一定要规范。

② 胸腔内的积水要清除干净，避免对防腐剂造成影响。

③ 操作时要注意个人安全，避免操作工具对操作者的伤害。

④ 注意不能用力过大，不使遗体体表破损。

### 6. 胸腔积水液的处理

连接遗体专用抽吸设备，吸出的混合液体进入密封处置袋，体液在与袋中消毒固化剂反应达到固化效果，满后拆卸，封口，旋紧袋盖，送达放置固体危险弃物箱内，由专业处置机构负责回收焚烧及做相关环保处理。

# 第九节　注射防腐

注射防腐法的使用较广，操作方式灵活，针对性强，既可单独自成一派防腐方式，也可与灌注防腐联合使用，辅助性强。包括皮下注射、肌肉注射、膜腔注射、腔体注射、脊髓注射、颅脑注射。

## 一、皮下注射

皮下注射防腐法是指运用防腐器材把小剂量的防腐剂注入肌体表皮、真皮或更深层的组织中去。对于皮下脂肪（固有脂肪层、浅层脂肪层、深层脂肪层）的控制是防腐的重点。

### （一）皮下注射特点

皮下注射有注射面广、容纳防腐剂量相对较小的特点。首先要树立全身都可皮下注射的整体防腐概念，并与其他结合组织层面产生立体共同防腐的理念，再分重点可拆分成局部皮下注射方式，最后到点、线、面皮下注射，可根据实际遗体情况实施，此理同样适用于肌肉防腐。

### （二）皮肤分层结构

表皮从外到内每一层都可容纳少量防腐液。

皮下组织位于皮肤的最深层，其厚度约为真皮的几倍，主要是由大量的脂肪细胞和疏松的结缔组织构成，含有丰富的血管、淋巴管、神经、汗腺和深部毛囊等。皮下脂肪有保温防寒、缓冲外力、保护皮肤等作用。

皮肤较薄，将皮下组织层作为防腐的主要到达处是由其含有脂肪的特性决定的。

### （三）皮下注射的适用范围

皮下注射防腐主要适用于对遗体进行局部防腐操作，同时也可作为灌注防腐的补充手段。皮下注射防腐的应用范围包括死后 48 小时内，要求保存 3—7 天的无明显变质的正常遗体或遗体肥胖、水肿、腐烂、发酵，根据丧属要求保留遗体 24—48 小时的。

皮下注射防腐都是为解决表皮与表浅肌的局部性的防腐，起到使表皮、表浅肌肉得到固定、软化、变色的防腐作用。

**（四）遗体等级评定**

按照遗体的性别、年龄、胖瘦、生前疾病、死亡原因、死亡时间、死亡后保存情况与周围环境条件、有无发生腐败及腐败程度等对遗体质量作综合判断并评定出遗体等级。

通常先可根据皮肤的含水情况与 pH 数值，进行综合质量等级可分为：极好、好、较好、一般、较差、差、极差七个等级。

操作时必须按照各个不同的遗体综合质量等级来调整所采用的防腐液浓度和用量。

**（五）防腐剂浓度与用量**

注射防腐使用防腐液的基本浓度以自配醛类为例，基本配制调整浓度范围为 2%—35%。

防腐液的基本用量按部位、体重的比例分布，以 45—50 mL/kg 为标准，可做适当微调。

**（六）注射操作方法**

1. 准备工作

着装清洁，洗手消毒。

准备防腐床、遗体保存防腐液、5—50 mL 各容量注射器、密封包尸袋、细、粗、长、短注射针头、消毒剂、隔离衣、手套、帽子、口罩、棉花、镊子、毛巾、502 胶水等。

2. 操作程序

① 遗体应安置在不锈钢的防腐床上，用湿布清洁遗体，消毒遗体并用干毛巾吸干。

② 判断遗体的综合质量等级，以及根据遗体各局部防腐要求确定防腐液的种类、浓度和用量。

③ 选用适当大小的医用玻璃或一次性注射器（5—50 mL）或金属注射器（100 mL）。

④ 确定防腐剂的有效性。

⑤ 在不同的部位选择不同的进针部位，直接将防腐液注射预先选定好的部位。

⑥ 在皮、表浅肌下注射推入防腐液的同时，应对注射部位以及周围区域进行轻柔的按摩以帮助防腐液在皮、表浅肌下组织内扩散，从而增强防腐效果。

⑦ 完成注射后，取出注射器针头时轻压注射位点以防药液回溢。

3. 注射操作注意事项

① 在进行皮下注射防腐操作时，要注意进针的隐蔽性，尽量从内部，按照皮肤褶皱、皮肤纹理走向，尽量避免在暴露部位（如面部、手部、颈部等）直接随意下针给表皮造成伤害，影响后续操作流程中的整形化妆。

② 有时由于注射控制压力过大或使用计量较大，会造成在注射时药液回流的现象。这不仅会阻碍防腐剂到达预定部位，其所形成的注射孔会使体内分泌液出现外流的现象，造成环境污染。

③ 在进行皮下注射时，应分主次、有计划的分段操作。遗体的腐败部位和速度各不尽相同，要根据遗体的实际情况进行注射。腐败情况比较严重的要进行预先处理，正常部位则可酌情而定。

④ 注射防腐时由于化学药剂的反应速度不是很迅速，过多注射防腐剂会造成遗体的外部形态，影响整体美观。

## 二、肌肉注射

肌肉注射法是将防腐液注入肌肉组织的操作方法，肌肉是比皮肤更深一层的容纳。肌肉组织较丰富吸收防腐液相对多些，一般处于承上启下的中间层，防腐的渗透力也可同时作用于临近的两个层面。

### （一）操作要领

肌肉注射防腐法的重点是颈面部和肢体显露部位。使用小号注射器和细针头穿刺局部皮肤后，缓慢地将遗体防腐保存液注射入浅表肌肉以下，同时可用手轻柔按摩注射以帮助防腐液在肌下扩散，避免发生局部肿胀或隆起而影响遗体的外形容貌。

**（二）进针点**

以人体解剖部位分解和肌肉重新分布为例，肌肉注射防腐分为头面部、颈部（背部）、四肢、躯干（前部、后部）。

1. 头面部

眼——从左右二内眼角处垂直进针；

耳——从后部耳垂点直线进针；

唇——从左右内唇角横向进针；

鼻——从鼻中隔内向上进针；

面颊——从左右唇角内向上进针可达发髻；

头后部——可从而后发中进针。

2. 颈部（背部）

颈部可从左右二锁骨头中间凹陷处进针还可直行达颈背部。

3. 四肢

（1）上肢可从后肩部、腋窝、内肘关节横纹、内手腕横纹进针。

（2）下肢可从后臀部、后腘窝、膝关节、后脚跟大肌腱进针。

4. 躯干（前部、后部）

可根据后前后肋骨走向交替进针。

5. 脊髓注射

下从骸管裂孔向上进针，上从后颈部向下进针。

# 第十节　四腔注射法

## 一、四腔注射法防腐原理

从遗体自溶、腐败过程中发现，腹腔中微生物细菌最集中；胸腔为对外通路，是微生物气体最聚集的地方，咽喉腔是通腹腔、胸腔的必经之路，能起到设立阻挡通路加强防腐的目的，颅腔是人体蛋白质最密集的场所，并联通内脊髓，此处物质也较丰富，是导致遗体腐败、变质的重要源头。因而有针对性地将少量防腐液注入腹膜腔、胸膜腔、咽喉腔和颅腔后，可达到良好的封闭阻断抑制的防腐效果，故称之为“四腔注射”防腐法。

## 二、四腔解剖位置解析

### （一）颅腔

由头部的皮肤、肌肉和 8 块脑颅骨（额骨 1 块、顶骨 2 块、蝶骨 1 块、枕骨 1 块、筛骨 1 块、颞骨 2 块）围成的腔。由颅骨借缝隙或软骨紧密相连构成的腔隙，以容纳、保护脑、感觉器官及消化、呼吸器官的起始部。

颅腔内有脑。脑和椎管里的脊髓相连。脑和脊髓是指挥、调节人体各种生理活动的中枢，顶部略呈半球形，底部高低不平。

### （二）咽喉腔

咽部，包括鼻咽、口咽和喉咽三个部分。

从外形上看，整个咽部是一条肌肉组成的软管子，上宽下窄，形如漏斗。它的上界与颅底平，下界相当于第六颈椎下缘水平处（低头时，用手触摸颈后颈椎最高处即是），全长约 13 cm，前壁与鼻腔、口腔及喉腔相通，后壁紧靠颈椎脊柱，可见咽部所处的位置很重要。

鼻咽部是咽的最上段，又称上咽部，它的上后方是颅底，鼻咽向前经后鼻孔与鼻腔相通，下方接口咽部。在鼻咽侧壁上有一个小圆孔，叫咽鼓管口，由此直接通向中耳（鼓室）。

口咽位于鼻咽部下方，前面以咽峡为界与口腔相通，下部至舌骨与喉部相通连。咽门又叫咽峡，是口咽部最狭窄处，上界为软腭、悬雍垂，底部为舌根部，两侧前为舌腭弓（简称前弓），后为咽腭弓（简称后弓），两弓之间是腭扁桃体。口咽后壁黏膜上有数个淋巴滤泡。

腭扁桃体俗称扁桃体，与增殖腺一样均由淋巴组织构成，它对预防病原体的侵入具有重要防御功能。近年来发现，扁桃体在免疫方面有重要作用。

喉咽是咽部的最下一段，上通咽部，下连食管，前壁上部是舌根和会厌，前壁下部以喉口通往喉前庭。在喉咽部两侧，各有一个较深的、形如梨状的小凹陷，叫梨状窝，它有促进食物顺利通过、进入食道的作用，但也是异物容易发生的部位。

**（三）胸膜和胸膜腔**

胸膜是一层薄而光滑的浆膜，具有分泌和吸收等功能。可分为互相移行的内、外两层，内层被覆于肺的表面，叫做脏胸膜或肺胸膜；外层衬于胸腔壁内面，叫做胸膜。

1. 脏胸膜

紧贴于肺的表面，与肺实质紧密结合，在肺叶间裂处深入于裂内，包被各肺叶。

2. 壁胸膜

依其所贴附的部位不同可分为四个部分。包被在肺尖上方的部分叫胸膜顶，呈穹隆状突入颈部，高出锁骨内侧 1/3 上方 2—3 cm。贴附在胸壁内面的叫肋胸膜，与胸壁易于剥离。

3. 纵隔胸膜

呈矢状位、贴附于纵隔两侧，其中部包绕肺根后移行于脏胸膜。在肺根的下方，系于纵隔外侧面与肺内侧面之间的脏、壁胸膜移行部形成双层的胸膜皱襞，叫做肺韧带。与膈上面紧密结合的部分叫膈胸膜。

4. 胸膜腔及胸膜的隐窝

由于胸膜脏、壁两层在肺根和肺韧带处互相移行，在左、右两肺周围各形成了完全封闭的胸膜腔。胸膜腔的内压低于大气压，呈负压状态，腔内有少量浆液，以减少呼吸运动时胸膜脏、壁层间的摩擦。正常情况下，由于胸膜腔内负压及浆液的吸附作用，使脏、壁胸膜紧密地贴在一起。但在壁胸膜各部转折处，脏、壁胸膜之间有一定的间隙，称为胸膜隐窝（窦）。

其中以肋胸膜和膈胸膜转折处与肺下外缘之间形成的肋膈隐窝最大且位置最深，即使深吸气也不能完全被肺所充满，因此，胸膜腔内的积液常蓄积于此。

左侧肋胸膜与纵隔胸膜在前方的转折处与左肺前内缘（相当于肺的心切迹处）之间为肋纵隔隐窝，位于胸骨左侧第 4—5 肋间隙的后方。

**（四）腹膜腔**

腹膜属于浆膜，由对向腹膜腔表面的间皮及其下面的结缔组织构成，覆盖于腹、盆腔壁的内面和脏器的外表，薄而透明，光滑且有光泽。依其覆盖的部位不同可分为壁腹膜或腹膜层和脏腹膜或腹膜脏层。前者被覆于腹壁、盆壁和膈下面；后者包被脏器，构成脏器的浆膜。两者互相延续构成腹膜囊。男性腹膜囊是完全封闭的，女性由于输卵管腹腔口开口于腹膜囊，因而可经输卵管、子宫和阴道腔而与外界相通。腹膜脏层与脏层，脏层与壁层之间的不规则腔隙，叫做腹膜腔。腹膜腔内含少量浆液，有润滑和减少脏器运动时相互摩擦的作用。

腹膜除对脏器有支持固定的作用外，还具有分泌和吸收功能。正常情况下腹膜可分泌少量浆液，以润滑脏器表面，减少它们运动时的摩擦。由于腹膜具有广阔的表面积，所以有较强的吸收能力。在病理情况下，腹膜渗出增加则可形成腹水。

四腔注射法也是防腐人员日常操作最多的短期防腐方法，方便快捷，无需放血，无需手术，效果可控。

**（五）进针操作步骤与注意事项**

本操作关键在于准确掌握进针点的位置，准确探寻判断分层，把控进针后摆动注液与退针注液的方向位置。

（1）向腹膜腔、胸膜腔注射遗体防腐保存液前必先要将体腔内的积液积气抽吸排除，具体操作详见腹腔和胸腔积液积气排除法。

（2）抽吸排除腹腔内的积液后，用注射针头穿刺腹壁各个点向腹膜腔内注射适量的防腐液。

（3）抽吸排除胸腔内的积液后，在左右肋弓下中点穿刺胸壁向胸膜腔注射适量的防腐液。

（4）通过鼻孔或眼眶穿刺向脑颅腔注射防腐液。

（5）经口向口腔深入咽腔内直接注射遗体防腐保存液后封闭堵塞。

# 第十一节　灌注防腐

## 一、灌注防腐分类

动、静脉灌注防腐也是遗体防腐操作的基本方法之一，常用的动、静脉灌注防腐包括整体灌注法、分段灌注法和心脏灌注。

### （一）整体灌注法

适合于动静脉没有破裂，血液循环仍然保存完整的遗体，一般可以选用颈总动脉、腋动脉或腹股沟动脉切开后插入灌注管并灌注遗体防腐保存液。若是发现遗体的大血管（动脉或静脉）已经多处损伤破裂，多处血管上已有缺口或者经检查发现有大量血管被血栓或其他原因堵塞，则不适合作整体灌注。

### （二）分段灌注法

适合于严重外伤后大血管（动脉或静脉）损伤破裂、大血管上有缺口的遗体，或经检查发现有些大血管被血或其他原因堵塞的遗体，以及所有不适合作整体灌注的遗体都可以考虑选用分段灌注法。一般来讲已经被打开过胸腹腔和颅腔做过尸检的遗体，以及做过头颅、心脏手术等都只能选用分段灌注。

### （三）心脏灌注法

适合于寻找周围动脉血管有困难的遗体，如极端肥胖、脂肪特别厚，切开皮肤后无法显露血管或者所有常规显露血管的部位都有烧伤或有严重瘢痕等情况，但全身动静脉没有破裂，血液循环仍然相对保存完整，此时可考虑选用心脏灌注。

## 二、灌注防腐注意事项

（1）暴露灌注部位的血管时，要根据解剖学知识，仔细鉴别动脉及其伴行的静脉，避免误将静脉当作动脉。人体过世后的动脉血管内基本是空虚的，灌注通畅，能保证防腐固定的良好效果，而血液多积存于静脉腔内，易凝成血块，阻塞管道，若注射管道误入静脉血管腔内，药液往往不能较满意的分布到全身。

（2）遗体搁置过久，胸腹腔腐败已很明显，大面积变绿发胀，组织结构变质已较严重，血管内往往已有血栓，这些情况都会影响防腐液的充分灌注，防腐效果通常不佳。为了溶解血栓，灌注速度要慢，用单一醛类药剂不易达到防腐效果。加入能溶解血栓的防腐液，有利于防腐液的充分灌注，遍及全身组织。

（3）通过口腔（气管、食管）和胸膜腔、腹膜腔、脑颅腔、脊髓、肛门、做局部补充灌注或注射对应的防腐液可以加固防腐效果，保证遗体质量。

（4）遗体防腐液的灌注量要视遗体的情况而定，包括遗体大小、腐败程度以及渗漏情况。但在操作时主要还是根据灌注时遗体的外形变化，特别是头面部的变化情况而定，在外形变化允许的情况下，尽可能的多灌注防腐液。

（5）遗体灌注效果的观察。通过动脉血管注入的防腐液，应均匀地渗透到遗体的各部组织间隙中去。由于遗体保存时间的长短不同及其他原因，灌注后的要求也不一样。保存时间不太长的，只要求略隆起，四肢肌肉摸上去略有结实感。保存时间要求较长者，则要求腹部饱满，四肢肌肉用手按压有结实的弹性感觉，皮下微呈水肿状。通常观察面部时，防腐液先到鼻尖，最后到耳垂，还应观察遗体四肢末梢血管的防腐液充盈情况。

（6）灌注过程若不顺利，遇有较大范围未能达到防腐灌注要求时，应就近另选同一走向的动脉继续灌注。

（7）经过防腐处理，遗体的形态位置便基本定型了。特别是头面部和双手及手指的姿势，一旦固定后，很难矫正，在灌注醛类防腐液操作过程中应特别加以注意。

（8）防腐液的合理选用，配制用量以及与防腐床接触后的化学反应、皮肤变化。

（9）树立循环系统的脉络走向清晰的理念，充分理解动、静脉互通的整体性。

（10）遗体经过防腐处理后应装入遗体袋，不需通风和降温条件。

（11）防腐处理后，禁用自来水冲洗遗体表面，并要作防霉保湿的处理。

（12）在遗体防腐措施中，通过心血管循环系统，可以将防腐保存液灌注到全身组织。但由于灌注时采用的是逆向循环，属非生理性循环的方向，再加之遗体患有心血管疾病或死前血管内已因注射药物导致脉管病变、血管阻塞或其他原因，都可造成局部防腐保存液充盈不足，这种情况是很常见的“并发症”，对此，防腐工作人员不应该掉以轻心，做到多观察、勤检查，及时发现问题，及时处理。

## 三、灌注防腐的应用范围

灌注防腐方法是利用人体自身循环系统作为防腐药剂的运输渠道，采用人工的方法运用外力压力的作用把防腐药剂灌注到血管中，防腐药剂通过全身血管到达人体各部分的组织中发挥防腐作用。

灌注防腐法作为遗体防腐的一种技术手段，具有药剂分布较平均、药剂能深入人体组织发挥作用、防腐时效长、防腐效果佳等特点。在日常对遗体的操作过程中，灌注防腐法是被经常使用的一种行之有效的方法。

其应用范围如下：

### （一）事故过世的遗体

因交通事故和工伤事故过世的遗体，由于事故的责任认定和经济赔偿等事宜需要通过正常的法律途径进行解决，所以对于遗体的处理时间不能确定，需要对遗体进行长时间的保存。

### （二）长途运输的遗体

由于各种因素在异地过世的人士，遗体在运输过程中需要保证其到达目的地时，遗体状态完好。

### （三）法医解剖后遗体

为了能够了解某些遗体过世的原因，法医必须对遗体进行解剖检查。由于解剖后的遗体血管显露更明显，在保存上的要求更高，所以采取灌注法进行防腐为宜。

**（四）腐败面大的遗体**

遗体保存不当，会影响遗体的质量，对于腐败面积比较广的遗体，可以采取灌注防腐法。

**（五）重要人士的遗体**

重要人士的丧葬活动，一般比较隆重，所以筹备时间也比较长。在遗体保存上的要求比较高，希望尽可能地接近其生前的自然状态。

**（六）无名人士的遗体**

对于过世后身份不能辨别的遗体，可以采取灌注防腐法，进行长期保存，以此控制遗体的质量，等待家属或警方的辨认。

**（七）等待家人的遗体**

需要等待外地或海外家属到来以及过世后需守灵的遗体处理。

综上所述，灌注防腐法的运用主要是为了能够较长时间的保存遗体，其防腐效果理想，保存时间长等优点，使这种方法在遗体处理的领域中占据着重要的位置。

## 四、动静脉灌注的外科解剖及操作程序

根据使用频率，主要介绍颈总动脉、腋动脉、肱动脉、桡动脉、股动脉、足背动脉和大隐静脉灌注的局部解剖及其显露程序。

**（一）颈总动脉（左右都可）**

右颈总动脉起自无名动脉，左颈总动脉直接起自主动脉弓的中部，两侧的颈总动脉都经过胸锁关节的后方向上，在胸锁乳突肌的后面进入颈动脉三角。在斜角肌与颈长肌的前方，颈总动脉内侧有食管、气管和甲状腺，外侧有颈内静脉及迷走神经。

颈总动脉的显露方法及操作程序如下：

（1）遗体取平卧位，头转向对侧，肩胛骨后置沙袋或其他垫块；

（2）在锁骨上一横指处，从胸锁乳突肌锁骨头起点至锁骨中内三分之一交界处作横切口，通常做右侧切口；

（3）切开皮肤和颈阔肌，但不切断颈外静脉；

（4）切断胸锁乳突肌的胸骨头起点，用动脉弯钩分离组织，至气管旁疏松组织；

（5）用动脉弯钩，由外向内将位于气管旁的颈总动脉或无名动脉分离出；

（6）确定颈总动脉后，小心剥离动脉，在远、近端穿二根结扎线，斜行剪开血管二分之一圈（注意必须剪断血管全层）；

（7）用小尖摄或引导器插入血管腔内，导管插入后将结扎线牢靠固定。

**（二）腋动脉（左右都可）**

腋动脉是锁骨下动脉的直接延续。过背阔肌的下缘后续于肱动脉。腋动脉位于腋窝深部，胸大、小肌的后面，内侧有腋静脉伴行，臂从神经干先在腋动脉的外侧，然后在腋动脉周围向下行。

腋动脉的显露方法及程序如下：

（1）遗体取平卧位，上臂中度外展，需操作侧肩下用沙袋或其他垫块垫高；

（2）从锁骨中外三分之一交界点至腋前线上端连线的中三分之一处，沿胸大肌三角肌间沟作切口，长约 8—10 cm；

（3）拉开此胸大肌和三角肌的边缘，显露胸小肌的横形纤维；

（4）用动脉弯钩分离位于胸小肌边缘上方脂肪组织内的血管，其内侧为腋动脉，再内侧为腋静脉；

（5）用动脉弯钩，分离并钩出腋动脉，向心性插入导管（10—15 cm）并结扎固定；

（6）腋动脉也可在腋窝底部显露：沿胸大肌和背阔肌腹缘切开皮肤，牵拉开胸大肌，在腋窝底部脂肪中寻找，可见粗大血管神经束，腋动脉在臂丛神经干的包绕中。用动脉弯钩分离腋动脉，再按前法向心插入导管 10—15 cm 并结扎固定。

**（三）肱动脉（左右都可）**

肱动脉是由腋动脉的直接延续。沿肱二头肌内侧沟与正中神经伴行向下，先在神经的内侧，至上臂中部稍下方，互相交叉，转在神经外侧。至肘窝的深部，平桡骨头处分为桡动脉和尺动脉。肱动脉的显露方法及入路如下：

（1）遗体取平卧位，上臂外展 90 °，并尽量外旋；

（2）在上臂中部的肱二头肌内侧沟，相当上臂中三分之一段、内侧上下二分之一处作纵形切口。切开皮肤，皮下组织；

（3）用动脉弯钩在肱二头肌内侧边缘钝性拉开筋膜，将肱二头肌、肱三头肌内侧头向两边分离开；

（4）分离浅表面而细的前臂内侧皮神经和较粗的正中神经，将正中神经向内侧拉开，肱动脉和肱静脉紧靠正中神经，用拉钩将粗大的肱动脉分离出，上下剥离；

（5）在游离的肱动脉中段斜行剪开血管二分之一圈，插入引导器，注意血管内膜是否分离，防止插入血管壁夹层之中。分别由向凡和离心方向插入导管，结扎固定。

**（四）桡动脉（左右都可）**

桡动脉是从肘窝开始与桡骨平行，经肱桡肌与旋前圆肌之间，在肱桡肌腱与桡侧腕屈肌腱之间下行。其下段只被皮肤和筋膜遮盖。

桡动脉的显露方法及入路如下：

（1）遗体取平卧位，前臂旋前，手掌向上；

（2）腕横纹上二横指，沿桡侧屈腕肌腱外侧做长约 1.0—1.5 cm 的切口；

（3）切开皮肤后，用动脉弯钩分离皮下组织；

（4）向内拉开桡侧屈腕肌腱，在其外侧可见带有脂肪的血管条素；

（5）仔细分离血管条素，其中有纤细的桡动脉，小心剥离后，上下分离；

（6）小心剪开血管二分之一圈，用头皮针导管或用头皮针插入血管，用结扎线固定，按上注射器缓缓注入防腐液。

**（五）股动脉（左右都可）**

髂外动脉经腹股沟韧带下缘血管腔隙进入股部后，改称为股动脉。

在大腿上部，股动脉位于缝匠肌与长收肌之间，内有股静脉，外有股神经，周围有淋巴结。下行时伴有隐神经，在与缝匠肌交叉后，入收肌管中。穿出后是为腘动脉。

股动脉的显露方法及入路如下：

（1）遗体取平卧位，将操作侧臀部垫高；

（2）自腹股沟韧带中点内侧纵形切开皮肤约 3—5 cm，或在腹股韧带下二横指处作平行切口；

（3）切开皮肤和筋膜，如脂肪过厚，可以剪除多余脂肪；

（4）用动脉弯分离皮下组织找到腹股沟韧带，并将阔筋膜下的脂肪及淋巴结分离；

（5）在腹股沟韧带下面，最内侧为股静脉，其次为股动脉，最外侧为股神经；

（6）再用弯钩分离股动脉，上下剥离、游离 2—3 cm 使其充分显露；

（7）按颈总动脉插入导管方法，上下插入导管，并结扎固定。向心端插入的导管应达 20 cm 以上，远心端应插入 10 cm。

**（六）足背动脉（左右都可）**

胫前动脉从小腿间膜穿出后，没骨间膜前面，在胫骨前肌外侧缘与趾长伸肌之间下行至小腿远端浅了，到足背称为足背动脉。

足背动脉的显露方法及入路如下：

（1）遗体取平卧位，足背朝上；

（2）按足尖至足连线中点线与足背横径中点线，二线交点入做一纵形或横行切口，长约 1.5 cm；

（3）切开皮肤，用动脉弯钩牵开皮肤及皮下组织；

（4）在趾伸长肌外侧可见常有脂肪的条索；

（5）仔细分离条索中，可寻及纤细的足背动脉；

（6）小心剪开血管二分之一，用头皮针导管或用头皮针插入血管，用结扎线固定。

**（七）大隐静脉（左右都可）**

大隐静脉是全身最大的皮下静脉，行于深浅筋膜之间。在足内侧起至足背静脉网，在内踝前面沿小腿及大腿内侧上行至卵圆窝穿深筋膜注入股静脉。大隐静脉最表浅处在足踝尖与足背正中一连线的中点处。

大隐静脉的显露方法及入路如下：

（1）遗体取平卧位，足背朝上；

（2）足内踝尖前上方约3 cm处，作皮肤横型切口，长约1.0—1.5 cm；

（3）切开皮肤至浅筋膜处；

（4）用动脉弯钩分离拉开皮肤及下组织，在深浅筋膜之间可见大隐静脉；

（5）用弯钩上下游离大隐静脉；

（6）小心剪开血管二分之一，用头皮针导管或用头皮针插入血管，用结扎线固定，按上注射器缓缓注入防腐液。

## 五、灌注防腐的基本方法

对于保存时间要求较长，保存质量要求较高的遗体，在进行遗体防腐时，可借助于遗体的循环系统，通过体内血管网的自然通路，使防腐液能顺利到达全身各个部位的组织器官并发挥最佳的防腐效能。常用的防腐灌注部位包括颈总动脉、股动脉、腋动脉和肱动脉。

入路选择原则：

第一，为不影响外观，尽量选择穿着服饰后能够进行有效遮盖的部位进行操作；

第二，尽量选择较粗大的动、静脉血管；

第三，尽量选择解剖结构清晰，容易剥离，操作方便的血管进行操作。

### （一）准备工作

遗体保存防腐液、隔离衣、手套、孔巾、刀柄（3、4号）、刀片（尖、圆）、动脉弯钩、剪刀（16 cm直、弯）、持针器（粗18）、缝合针（粗角、圆）、乳突牵开器（14 cm钳、锐）、深部拉勾（2.5三爪）、导管（2—4 mm）、抽吸灌注一体机、灌注连接接头、连接管、棉花等。

**（二）操作程序**

确认丧属已同意签字，选择灌注防腐方法来保存遗体后，当天就应接遗体入防腐操作室或上门处理。如遗体已做冷藏处理的必须完全解冻后才能操作。

（1）全面清洗消毒遗体，显露切开皮肤和选择灌注动脉的部位；

（2）切开皮肤，暴露出选择灌注的具体动脉；

（3）纵行切开动脉管壁 1 cm，插入导管引针，将 4 mm 口径 10 cm 输液导管两端沿动脉动口插入近、远心端。两端分别用丝线结扎固定导管，将导管中点处剪断，经近心端导管用注射器注入 20 mL 空气，确定动脉通畅后，灌注输入遗体防腐保存液；

（4）观察远心端导管口有无液体溢出，有少量泡沫溢出为正常。如有喷射，用止血钳夹住导管，同时减慢灌注速度；

（5）最后缝合皮肤切口，修复遗体；

（6）在动脉灌注遗体保存防腐液的同时，可经口腔灌入遗体防腐保存液，并用含遗体防腐保存液的棉团堵塞遗体上包括口、鼻孔、外耳、肛门和外阴在内的所有孔道以及遗体上可能会有的外伤或手术创口。

**（三）防腐液使用情况**

通常根据遗体的体重、腐败状态、环境温度和遗体预期保存期限计算并确定遗体保存防腐液的用量，一般情况下遗体保存防腐液用量为 40—60 mL/kg 体重。遗体防腐保存液通过导管连续灌注滴入或用压力注入，注入速度为正常遗体 500 mL/h 左右，严重腐败遗体 200—300 mL/h 遗体保存期限 45 天以上的为 100—200 mL/h。通常采用一个血管灌注通道，如果遗体腐败状况严重加上环境温度高并且潮湿，为了缩短工作时间以免遗体快速腐败变质，可同时用两个血管灌注通道（如颈部和股部）。已经腐败的遗体用遗体防腐保存液处理后经 72 h 以及其他措施弥补，为了加速防腐进程，可配合使用小剂量防腐保存液注射到已发生腐败的部位，控制遗体局部腐败的发展并使已经发生的腐败现象逐渐消失。

按 50 mL/kg 体重灌注防腐保存液后，防腐保存液在遗体内全身分布情况如下表。

表 6.5

| 部　　位 | 防腐保存液分布比例 % |
|---|---|
| 头颈部 | 10 |
| 胸部 | 20 |
| 腹部 | 20 |
| 下肢单侧 | 15 |
| 上肢单侧 | 10 |
| 合　计 | 100 |

## 六、主动脉弓灌注法

### （一）局部解剖

主动脉弓由升主动脉延伸，在胸骨的后面，气管的前面，左为肺动脉，右为上腔静脉。

### （二）体表位置

胸骨正中线，二、三肋骨之间，不超过胸骨的左缘。

### （三）主动脉弓灌注法的关键点

是找准进针点，胸骨柄上窝底部。

### （四）操作程序

（1）25°—35° 斜刺入带有套针的穿刺针；

（2）进针二分之一后，到达第二肋胸肋关节水平处，手触感有阻碍，针头已经进入主动脉弓；

（3）拔出内针芯，连接注射器，进行抽吸预试；

（4）开始抽出；

（5）见少量血液，抽吸感觉有阻力；

（6）可判断证实，穿刺针已在主动脉弓内；

（7）将血注回无阻力，表示弓内顺畅；

（8）卸下注射器，针尾连接，灌注设备；

（9）灌注开关，调整加压；

（10）注入防腐液 100 mL；

（11）无阻力或无异常，连续注入；

（12）保持压力，不可过快；

（13）灌注速度控制 50—100 mL/min；

（14）外观显现进针部位无肿胀；

（15）面部颜色正常，药液进入 500 mL 后，调整床高，头高脚低；

（16）灌注 2000—3000 mL 防腐液

（17）关闭灌注设备的断开连接口；

（18）套针针芯穿回穿刺针内；

（19）拔出穿刺针，丢入消毒盘；

（20）用 502 胶粘合封闭针孔；

（21）密封进针点。

**（五）遗体的阶段反应情况**

（1）防腐液 200—500 mL 进入，耳部变化明显；

（2）灌注后，头部抬高回流，耳色易改变；

（3）灌注防腐液 500—700 mL 时，时有异味后会逐渐消失；

（4）动、静脉在灌注中的识别：除对胸骨后的主动脉和静脉的解剖关系有了解外，在操作中的症状识别更重要：主动脉在后，静脉在前；灌注前用注射器抽吸检验时，动脉血：色红、量少、稀薄、难抽吸；静脉血：色紫红，量多、黏稠、易抽吸；

（5）动脉内灌注，面色在 500—750 mL 防腐液进入后，有变较缓，不会反复。静脉内灌注，面色变化快，耳部明显，面部颜色逐渐加深，灌注 2 L 后最深，抽吸后，调整头部高度，面色恢复正常；

（6）动脉内灌注压力低、通畅，静脉内灌注压力高、不通畅；

（7）静脉内灌注时，颈部和额部的静脉很快充盈怒张明显。

主动脉弓灌注优点不动刀，主动脉弓灌注要点进入位置正确、防腐液量够、观察仔细、头要抬高、全身按摩。

如误入静脉，调整进针的位置角度，如已溢出进行抽吸，胸、腹每腔补 300—500 mL 防腐液。

## 七、心脏灌注法

### （一）进针点

用注射针在胸骨左缘第三或第四肋间间隙进针，倒抽见有回血时，再注入防腐液。

### （二）注射注意事项

若被注射的遗体的心脏内血液已凝固，倒抽又见不到回血，穿刺后，可缓慢输入防腐液，如果输入流畅，可继续注入，否则，应调整进针的部位。

### （三）注射针的衔接管的固定

① 有固定插口连接；

② 半圆型旋口锁定。

### （四）操作

同上。

# 第十二节　静脉引流

## 一、静脉引流的操作流程

静脉引流是灌注防腐中较有效的辅助手段之一。静脉引流是为了解决遗体的心血管内的血液排放与药液的置换过程，以达到从内到外全方位的防腐，使表皮、肌肉以及胸腹腔和颅腔内的各器官都得到防腐。

静脉引流的理论依据是借助死亡遗体的循环系统，动、静脉互通的特点，排尽血液，充分替换，最大程度发挥各种防腐保存液的防腐性能，以达到中、长期防腐的目的。

### （一）准备工作

准备防腐床、防腐抽吸灌注机、接血容器、隔离衣、手套、帽子、口罩、线、引血器、放血镊等。

### （二）操作程序

（1）遗体应搁置在硬的防腐床上，用湿布清洁遗体，消毒遗体并用干毛巾吸干；

（2）全面检查并了解遗体质量的状况；

（3）在左侧或右侧骨上方作一横行切口，寻找出无名静脉或骨下静脉，显露并切开静脉。静脉血管上的切口应有足够大，以便比较容易地插入引血器或放血镊；

（4）插入引血器或插入并张开放血镊，以引导遗体内的血液从静脉切口排放出来；

（5）一边加压从动脉灌注入防腐液，同时通过静脉进行引血，并把排放出血液引入接血容器中直到有防腐液流出；

（6）确定遗体内的全部血液已经被排放出来，防腐液流出。将切开的静脉血管结扎以完成静脉引流的操作。

## 二、注意事项

第一，静脉管壁很薄，插入引血器或插入并张开放血镊时应很小心正确。避免损伤静脉管壁。

第二，静脉引流排放血液的过程，应不停地观察排放出来的血液中是否含有血凝块，一旦发现有血凝块混在排放血液中流出，就应立即清理，以免血凝块堵塞静脉引流通道。

第三，如果原来比较通畅的静脉引流通道突然不再有血液流出，很大可能是由于比较大的血凝块或血栓条块堵塞了静脉引流通道，应立即检查清理。

## 三、其他辅助目的

### （一）引流目的

（1）引流血液为防腐液留出位置置换；

（2）减少动脉防腐液的稀释；

（3）清除血管内变色；

（4）排除快速腐败物质；

（5）消除加速腐败的因素；

（6）移除血液中的微生物；

（7）防止变色；

（8）减少组织膨胀。

引流部位：右心房。

引流中心点：右颈内静脉、右股静脉、右髂静脉。

### （二）引流方法

（1）交替引流：指注射防腐液时不引流，引流时不注射防腐液。

（2）同时引流：动脉注射和静脉引流同时进行，避免出现膨胀。

（3）间歇引流：交替进行注射和引流。

### （三）促进引流的方法

（1）提高防腐液的注射速度和压力；

（2）采用间歇引流或交替引流；

（3）按摩；

（4）放低手臂；

（5）抬高头部；

（6）先可使用预注射液；

（7）外力向心脏部施压；

（8）减轻腹部压力。

# 第十三节　非正常遗体的防腐

## 一、非正常死亡遗体的特点

非正常死亡遗体是除自然死亡以外的遗体总称，包括各种方式的自杀和他杀（上吊、服毒、跳河、跳楼、投毒、凶杀等），以及因各种原因的不可抗突发事件和意外事件（踩踏、中毒、爆炸、地震、泥石流、洪灾、火灾、翻船、坠机和核辐射等）引发的死亡。非正常死亡遗体具有以下特点：

### （一）非正常死亡遗体的不完整性

有些非正常死亡遗体的四肢、躯干甚至头面部因遭受到严重的损伤而不完整。皮肤肌肉的大面积缺损，胸腹腔甚至颅腔的开放性损伤，大血管的破裂，等等都给遗体的防腐保存带来困难和各种各样的问题。在制定防腐方案时都必须考虑如何解决这些困难和问题，以达到满意理想的防腐效果。

### （二）非正常死亡遗体的多样性

虽然非正常死亡遗体的死亡原因都比较明确且容易被认定，但由于非正常死亡原因的多样复杂，各种非正常死亡遗体的外部表现都不一样。有些非正常死亡遗体的外形虽然与正常死亡遗体无大差别，但仔细观察仍有可能发现非正常死亡的征象，如从某些中毒死亡的遗体身上，可以发现具有特殊的气味和皮肤颜色的变化。大部分非正常死亡的遗体都可能有非常明显的外在的躯体缺损或伤口，但这些躯体缺损或伤口变化很多，具有多样性。

### （三）非正常死亡遗体的动态性

非正常死亡的遗体在死亡之后，导致死亡的致病因素往往还继续对遗体起着损害作用，如因中毒、电击、烧伤和核辐射等原因死亡后，遗体所遭受的损伤往往不会因死亡而停止，损伤在死亡后继续发展因此具有动态性。

**（四）非正常死亡遗体的可变性**

非正常死亡的遗体在死亡之后，有时由于躯体的完整性遭受破坏，往往会发生继续可变化的损伤，如因车祸、爆炸等原因而死亡的遗体在转运的途中，骨折的断端往往会刺破皮肤或血管甚至某些内脏导致非正常死亡遗体的可变性。此外开放性创伤后的继发性感染，在死亡后往往继续发展导致遗体的可变性。若是伤口遭受绿脓杆菌的感染，遗体表面往往会出现特殊的大片绿色污斑。

**（五）非正常死亡遗体的社会性突发性**

因踩踏、中毒、爆炸、地震、泥石流、洪灾、火灾、翻船、坠机和核辐射等造成的非正常死亡，往往是在某个区域多人群中发生的，因此具有社会性与突发性。

## 二、对非正常死亡遗体进行综合防腐的技术要领

（1）对非正常死亡遗体进行综合注射防腐就是根据遗体实际情况，合理使用防腐技术与防腐液对遗体外部、中部、内部进行短期防腐的各种方法，有浸泡、灌注、腔体、注射、喷洒、覆盖密封、抽吸等。

（2）非正常死亡遗体注射防腐综合技术是为了解决遗体的外部、中部、内部（从表皮、肌肉、内腔、器官的全方位防腐），起到使表皮、肌肉及腔内的各器官得到固定、软化、变色的防腐作用。

（3）非正常死亡遗体综合防腐的理论依据是充分发挥各种防腐手段方式与防腐液的渗透性及药理性能，使其与表皮、肌肉、体腔内器官完全接触，再通过体腔内外的分割阻断、封闭或用药剂浸润到气食管内及内、外通道等的复合型手段，从而达到中、短期防腐的最终目的。

# 第七章　关注与改变

任何行业、任一工种的发展，都离不开现代科技的进步与社会的需求，并以现有行业标准为发展轨迹。殡葬行业虽然有其特殊性，但也不例外。

随着我国科技水平的迅猛发展，人们的物质文化需求日益提升，殡葬行业及其工种在近十年内技术能力得到快速提升、技术水平得到大幅度提高，思维方式也随之产生变革，这正是行业发展的动力之源。

一市一域之强，不代表一国之强，行业工种的共同提升才是最终的发展方向，向国际标准对标找差距才是我们的当务之急。

以实事求是、以小见大的创新角度去思考本工种的问题，寻找不足，努力寻找解决问题的对策方案也是时代赋予我们的责任。

从遗体防腐实际操作层面看，相比国外先进操作模式，我国无太大差距，这是国内的群体体量决定的，实际操作优势是从量变到质变的必然规律，还会延续，在纯操作范围现已可与国际同步接轨。

遗体防腐操作的基本条件离不开遗体、设备、药剂三个基本要素，与国际同行相比较在法律规范、设备药剂等方面仍有不足。

## 第一节　遗体防腐法律规范问题

由于相关法律滞后，遗体防腐作为殡葬行业的一个重要组成部分，其操作的合法性质疑与不确定性依旧存在，无论在认识上，还是在实践上，国内还未达到遗体必须进行防腐的统一高度，带来的弊端与后遗问题还会持续。

国外早有完善的殡葬法出台，规定过世后24小时内，必须经过化学防腐，并有详实细致的规范标准。我们可以国标为范本，统一全国遗体防腐保存标准，细分规范与操作，不断推进殡葬整体行业的法律化、规范化发展。

# 第二节 遗体冷藏冷冻设备问题

遗体的初步保存大多会经过冷藏冷冻的过程，目前在低温保存温度设定标准上存在误差。国外的设定为 2 ℃—5 ℃，是零上温度的亚常温保存范围，而国内则是 -5 ℃—-18 ℃，是零下的冷冻保存温度，这导致遗体防腐将面临必须解冻的过程，水分子的结晶化导致细胞的破裂，附加产生加速度 5 到 8 倍的自熔腐败情况。

为此，笔者期待改进冷藏冷冻设备，研产专业低温设备，使冰箱能达到 -5 ℃—-18 ℃而水分子不结冰，这对于遗体防腐操作的便利不言而喻。另一种解决思路是，前期防腐时可加入阻断冰晶剂与抗冻蛋白剂药物，结合防腐液共同作用，再放入冷藏冷冻设备中长期保存。

# 第三节　遗体体内药物含量问题

遗体生前的病因与最后用药情况是体内药物种类遗留与判断的有利证据，也是防腐师判断传染等级，调配消毒与防腐液的有效参考。从实际情况看，遗体识别卡相关内容往往仅以“癌”“并发症”笼统描述，防腐师对逝者生前病因，及最后用药情况基本无法判断情况，只能靠经验，虽然通过测试小设备与试纸做了一些后续的测定，但还远远不够。如果不从源头改变，不与相关部门工作环节相互协同促进，会处于长期被忽略与尴尬的状况。

## 一、临终药物的组成

1. 维系生命类

碳水化合物、脂肪乳剂、必需和非必需氨基酸、维生素、电解质及微量元素。

细分：能量葡萄糖、脂肪、脂肪乳剂、氨基酸（酪氨酸、精氨酸、半胱胺酸、丝氨酸、泛酸、菸酰胺、叶酸）、氮量。

水溶性维生素、脂溶性维生素。中量元素：钠、钾、氯、钙、镁、磷。微量元素：铜、碘、锌、硒、钼、锰、铬、铁。

2. 抗菌药物类

（个体病症不尽相同）

3. 急救药类

（个体病症不尽相同）

## 二、建议

国外医疗机构除了填写相关必需的基本信息，还包括明确详细的死因、药物使用情况标注、医生签名及联系电话，便于防腐师询问与沟通。

希望相关管理部门机构能建立协调机制，加强公共安全的意识与遗体识别卡的细化规定。本工种自身也需加强测试设备实施的投入，制定需要检测相关数据的标准。

## 第四节　专业类防腐设备设施、防腐剂研发问题

专业类防腐设备设施由于设计开发成本高，实际使用量小，经济利润不高，一直未受到应有的重视。近年来，上海遗体防腐研究所（方富公司）参照国外专业设备的使用功能结合国内专业工种操作需求，同步考虑环保、弃物处理理念，多方听取一线防腐操作人员的建议，重新设计并经多次修改，成功推出多功能抽吸灌注一体机（兼顾抽吸体液消毒固化功能），后期还推出专业空气消毒除臭机、专业消毒剂等同步使用。但目前，国内防腐剂的研发仍然处在各自为战状态，资源不能共享、互补。

国外专业类标准的研发与使用采用专业类设备设施、专业药剂开发与专业工具用品一体化方式推进，因此建议国家层面集中投入资金，牵头召集与防腐专业有关联的领域学科专家集中设计研发，指定专业公司制造生产各类成品，并全部编号成册，操作标准也同步形成。

例如，可由民政部 101 研究所牵头，集中各种研发资质，与经济实力雄厚、防腐专业性强的企业合作，制定标准，并把防腐剂、专业设施设备、专业工具系列编辑成册，供全国专业防腐人员使用。

REFERENCE

# 参考文献


［1］宋芳吉．皮肤系统与疾病［M］．上海科学技术出版社，2008 年

［2］民政部．遗体防腐师 3、4、5 级［M］．中国社会文献出版社，2006 年

［3］张正兢、曹国庆．基础化学［M］．化学工业出版社，2007 年

［4］高鸿宾．有机化学［M］．高等教育出版社，2004 年

［5］张洪渊、万海清．生物化学第二版［M］．化学工业出版社，2006 年

［6］张亚光．医学微生物学第六版［M］．第四军医大学出版社，2005 年

［7］诸欣平．人体寄生虫学［M］．人民卫生出版社，2013 年

［8］李玉林．病理学［M］．人民卫生出版社，2013 年

［9］杨红梅、张振强．病理生理学第七版［M］．第四军医大学出版社，2005 年

［10］杨宝峰．药理学［M］．人民卫生出版社，2013 年

［11］乔世明．法医学（第 2 版）［M］．清华大学出版社，2014 年

[12] 黄祖瑚、李军．传染病学[M]．科学出版社，2002年

[13] 张信江．皮肤性病学[M]．人民卫生出版社，2009年

[14] 仲来福．卫生学[M]．人民卫生出版社，2001年

[15] 杨抚华．医学细胞生物学第五版[M]．科学出版社，2007年

[16] 沈洪、刘中民．急诊与灾难医学第3版[M]．人民卫生出版社，2018年

[17] 顾晓松．系统解剖学[M]．科学出版社，2008年

[18] 陈尔瑜、张传森、党瑞山等．人体系统解剖学[M]．实物图谱第二军医大学出版社，2005年

[19] 何培新．高级微生物学[M]．中国轻工业出版社，2017年

[20] 朱海英、徐世明．生物化学[M]．西安交通大学出版社，2017年

[21] 汤雪明．医学细胞生物学[M]．科学出版社，2004年

[22] 朱金龙编著．殡葬学导论[M]．中国社会出版社，2008年

[23] 吴少群、郑吉林编著．殡葬与环保[M]．中国社会出版社，2008年

[24] 黄伯华、张宏伟、刘峰编著．遗体防腐[M]．上海科学普及出版社，2013年

[25] 中青．科学家利用现代人遗体复原法老木乃伊制作过程[J]．今日科苑，2011年

[26] 刘长秋．上海市遗体捐献条例[J]．上海医药2013年

[27] 杨德慧、单娜娜、高富合等．遗体防腐保存的

历史与现状［J］.局解手术学杂志，2011年

［28］于娇娇.我国人体器官捐献法律问题研究［D］.吉林大学，2013年

［29］寇淑愉.中国古尸保护研究初探［D］.吉林大学，2013年

［30］黄钻宜.遗体防腐新技术新药剂的发展与创新［J］.科技风，2011年24:23

［31］单娜娜、张实、董化江等.经皮穿刺主动脉弓法灌注尸体的解剖学研究［J］.解剖科学进展，2013年

［32］叶雁杰.遗体防腐处理方法［J］.科教文汇（上旬刊），2013年

POSTSCRIPT

# 后　记

在我的印象中，一本书的出版是一项系统工程，非专业人士不能为。本人才疏学浅，撰写这本书，无论是在构思阶段，还是在写作阶段，自己经常处于“山重水复疑无路”的处境，不知道该往哪里走。但幸运的是，我得到了一大批人的无私帮助，自上海市民政局局长朱勤皓明确任务，到成立局编写工作小组，先后得到市局相关处室、市殡葬服务中心和宝兴殡仪馆党政领导及科室同仁的鼎力援手，于是豁然开朗，进入“柳暗花明又一村”的境地。正是因为有了领导的重视和大家的关心、支持和帮助，我才完成了这个原本“不可能”完成的任务。

殡葬涉及家家户户，做好殡葬工作，就是做好民生工作。新时代呼唤工匠，新时代的殡葬工作，更需要大力弘扬工匠精神，才能够在扎扎实实做好民生工作中蹄疾而步稳、勇毅而笃行。

本书的写作，贯穿了系统性、实用性、专业独特性的原则。中国解剖学会常务理事、海军军医大学基础医学院人体解剖教研系教授、博士生导师许家军，国药于泽（上海）生物科技有限公司总经理兼微生物与生物制药技术总监毛晓伏，以及上海殡葬文化研究所有关专家进行专业审核，学林出版社也提供了大力支持，在此深表感谢。写作期间，作者本人也深入医院、科研院所、企业开展调研，掌握了不少有价值的第一手资料，这些工作对写作提供了很大帮助。

由于本人水平有限，书中难免有不妥之处，希望大家对本书多提宝贵意见。

笔者

**图书在版编目(CIP)数据**

遗体防腐指南/徐军著. —上海:学林出版社,
2019.12
(上海民政专家系列)
ISBN 978-7-5486-1591-0

Ⅰ. ①遗… Ⅱ. ①徐… Ⅲ. ①尸体-防腐-指南
Ⅳ. ①R125-62

中国版本图书馆 CIP 数据核字(2019)第 275586 号

**责任编辑** 许苏宜
**封面设计** 范昊如 夏 雪 李疑飘

上海民政专家系列
**遗体防腐指南**
徐 军 著

**出 版** 学林出版社
(200001 上海福建中路 193 号)
**发 行** 上海人民出版社发行中心
(200001 上海福建中路 193 号)
**印 刷** 上海商务联西印刷有限公司
**开 本** 720×1000 1/16
**印 张** 17.5
**字 数** 25 万
**版 次** 2019 年 12 月第 1 版
**印 次** 2020 年 9 月第 2 次印刷
ISBN 978-7-5486-1591-0/C·47
**定 价** 58.00 元